MÉMOIRES

DE

MÉDECINE ET DE CHIRURGIE

PAR

LE Dr GRETSCHER DE WANDELBURG

PARIS
LIBRAIRIE J.-B. BAILLIÈRE ET FILS
19, rue Hautefeuille, près le boulevard Saint-Germain

LONDRES — BAILLIÈRE, TINDALL AND COX | MADRID — CARLOS BAILLY-BAILLIÈRE

1881

MÉMOIRES

DE

MÉDECINE ET DE CHIRURGIE

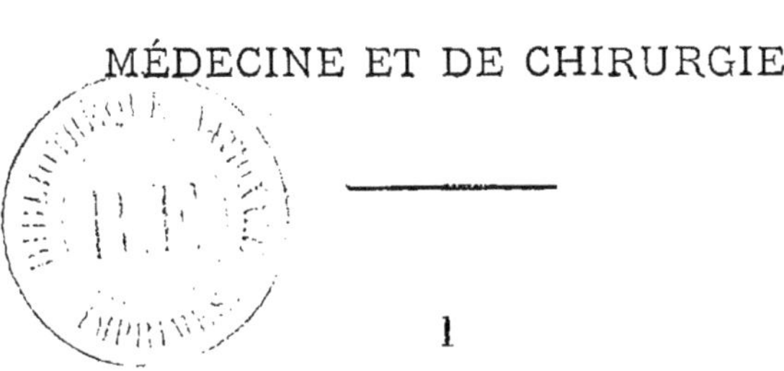

I

DE LA RAGE SPONTANÉE

Quels sont les animaux qui peuvent être atteints de rage spontanée ?

Tout animal peut contracter la rage après avoir été mordu par un chien enragé.

Mais quels sont les animaux chez lesquels la rage peut éclater, sans qu'ils aient été mordus auparavant, sans, en un mot, qu'on leur ait inoculé le venin ? En d'autres termes, quels sont les animaux chez lesquels la rage peut se déclarer spontanément ?

Le lion, le tigre, le léopard, le lynx, etc., d'après les anciens, le chien, le loup, le renard, le chat, d'après les modernes, sont les animaux chez lesquels la rage peut se déclarer spontanément.

En Orient, depuis le premier empire d'Assyrie, nous voyons les bêtes les plus féroces réduites, pour ainsi dire, à l'état d'animaux domestiques. Ces redoutables hôtes des forêts errent en liberté dans le palais des rois, qui exigent d'eux la même obéissance que nous réclamons du chien. La mythologie, l'histoire des temps reculés nous montrent les dieux, les héros guidant des chars traînés par des lions, des panthères. Des lions servent à Bacchus à parcourir l'Inde, l'Egypte et l'Occident.

Ariane est représentée assise tranquillement sur une lionne. Le dernier roi d'Assyrie, Sardanapale, ne craint pas de se mettre à la poursuite d'une de ces bêtes féroces, furieuse, qui répand la terreur dans la ville, et la ramène docile au palais, d'où elle s'est échappée. Les rois d'Egypte, de Syrie, les successeurs d'Alexandre adoptent les mœurs, les passe-temps, le cérémonial des cours de rois vaincus. Les Romains, pour leurs tables fastueuses, leurs jeux sanglants, dépeuplent l'univers. Les anciens ont dû avoir maintes occasions de voir des cas de rage communiquée et de rage spontanée. Cependant, bien que maint chasseur trouve du plaisir à élever ou à retenir en captivité des loups, des renards, je ne connais pas une seule observation que cette maladie se soit développée chez ces animaux. Mais je pèche là évidemment par ignorance, car il est malheureusement trop fréquent d'apprendre qu'elle a éclaté chez des lions et autres fauves des ménageries. Il est souvent question de la rage des loups, mais dans tous les livres qui en font mention il est toujours question d'animaux à l'état de liberté, qui apparaissent subitement et répandent la terreur dans les endroits avoisinant leurs repaires. S'il est souvent question de cas de rage dans les ménageries, par contre, j'ai questionné bien des dompteurs de bêtes féroces et je n'ai pu obtenir aucune relation indubitable qu'une de ces bêtes eût succombé en captivité à la rage non communiquée. Cependant, comme nous le verrons, c'est dans l'état domestique que cette maladie doit éclater plus souvent. Mais nous expliquerons pourquoi, si on l'observe chez les animaux des ménageries, on ne l'observe pas chez les animaux des dompteurs.

La rage spontanée éclate souvent chez les chats, mais moins fréquemment que chez les chiens, parce qu'ils sont plus libres.

La rage spontanée peut-elle éclater chez l'homme? Je crois qu'il n'est pas un médecin qui ne traiterait d'erronée cette croyance à la rage spontanée chez l'homme, et pour moi je n'y crois pas, car l'homme peut se dérober à la cause qui la provoque. Toutefois, je tiens de bonne source que Sue, le père de notre illustre romancier, resta convaincu toute sa vie d'avoir observé la rage spontanée sur un sujet auquel il fut appelé à donner des soins. Non seulement il entretint quelques-uns de ses collègues de ce fait, mais il se proposait de le publier, après en avoir entretenu l'Académie. S'il ne l'a pas fait, c'est qu'il a été retenu par la crainte que lui inspirait l'ironie caustique d'un de ses confrères, qui se proposait, en effet, de s'égayer à ses dépens. Je ne doute aucunement que son fils ne se soit inspiré de ses idées et qu'il ait voulu appeler l'attention du public sur la possibilité de la rage spontanée chez l'homme, en revenant, à deux reprises, à ce sujet, dans des romans bien différents. Dans l'un d'eux, il croit même devoir affirmer qu'un fait semblable s'est produit chez un officier de marine ; dans l'autre,il nous montre un homme succombant au priapisme, suite d'une passion excitée à dessein et longtemps contenue. Changez les noms et vous aurez l'observation recueillie par le père.

Je crois devoir résumer ce que j'ai dit jusqu'à présent, en ces termes. Les animaux carnassiers sont les seuls chez lesquels, sous l'influence de certains phénomènes pathologiques encore inconnus, ou vaguement soupçonnés, certaines sécrétions peuvent s'altérer et se métamorphoser en un poison inoculable à d'autres animaux. Quel est ce poison ? Quels sont les éléments de la salive ou du mucus qui entrent dans sa formation ? Cette question devrait être résolue, car il est présumable tout au moins, que cette connaissance nous permettrait d'espérer trouver, dans certaines lotions, un remède bien moins barbare, en même temps que bien plus efficace à neutraliser le virus rabique, que le fer chaud et les caustiques les plus actifs, les plus pénétrants. Beaucoup de chimistes se sont occupés d'analyser la salive, non seulement de l'homme, mais des animaux ; ils ont été secondés par d'intéressantes recherches microscopiques sur les liquides et les solides. La bave des chiens enragés a même été soumise à l'analyse par quelques médecins ; mais soit qu'ils n'aient pas été assez experts dans ces recherches si délicates, soit pour toute autre cause, la question n'a pas fait un pas vers la solution. Nous reviendrons ailleurs à ce sujet sur les dernières recherches de M. Pasteur, qui confirment une donnée acquise pour nous depuis de longues années. En attendant que de nouvelles recherches ou le hasard nous fassent découvrir soit le vaccin de la rage, soit un liquide neutralisant le poison sur place ou un antidote le poursuivant et en annihilant les propriétés délétères dans sa marche à travers nos tissus, on peut se demander si une connaissance exacte des causes primitives de cette maladie ne permettrait pas de prévenir le mal, ou de mettre les animaux sujets à contracter la rage spontanée à l'abri de ce qui amène chez eux des effets si funestes, et c'est avec la plus grande conviction que j'affirme qu'il y a moyen de mettre les animaux à l'abri de ces causes : *Ablata causa tollitur effectus*.

CAUSES DE LA RAGE SPONTANÉE.

On a assigné à la rage spontanée les causes suivantes :

1° *La chaleur ou le froid excessifs.* — Aétius, Van Swieten, Codronchius et presque tous les anciens ont opiné, et c'est encore aujourd'hui l'opinion vulgaire que la rage était commune dans les pays chauds et dans ceux où il fait un froid extrême. D'autres auteurs sont allés plus loin. Ils prétendent, pour ainsi dire, que la fréquence de cette maladie est en rapport direct avec la température du pays, qu'ainsi elle est plus fréquente dans les pays chauds que dans les pays froids, et que c'est dans les régions tempérées qu'on l'observe le plus rarement. Sauvages (*Discours sur la rage*, page 6) ne craint pas de diviser la rage en australe ou septentrionale et en méridionale. Portal partage cette manière de voir : « La rage, dit-il, est plus commune dans quel-

« ques pays que dans d'autres; elle est plus fréquente « dans les pays chauds que dans les pays froids, et on « l'observe rarement dans les régions tempérées ; elle « n'est pas connue, au rapport de quelques auteurs (*Bi-* « *blioth. raisonnée*, 1750, et Van Swieten *Comment. in* « *Aph.*, Boerh., n° 1129) et de plusieurs voyageurs que « j'ai consultés, dans l'Amérique méridionale. La rage « est bien plus fréquente en Italie et en Espagne qu'elle « ne l'est en France, dans l'été, et pendant les grandes « chaleurs, qui produisent une sécheresse extrême, on « l'observe plus souvent que dans les autres saisons de « l'année : les froids excessifs peuvent aussi l'occasion- « ner, et c'est pourquoi les anciens ont établi que la « rage était commune dans les pays où il fait une cha- « leur excessive et dans ceux où le froid est extrême. »

Autant de mots, autant d'ereurs, comme cela sera bientôt démontré. Arrêtons-nous simplement tout d'abord à cette affirmation que « c'est dans l'été, pen- « dant les grandes chaleurs, qui produisent une séche- « resse extrême, qu'on l'observe plus souvent que dans « les autres saisons de l'année. » Eh,ceci est un produit de l'imagination. Si Portal se fût donné la peine d'observer, il se fût aperçu que c'est au contraire au printemps, en avril, en mai, que les cas de rage sont plus fréquents, puis, parfois aussi en automne. Il y a des années que je connais l'étiologie de la rage, il y a des années aussi que je prédis, à coup sûr, qu'il éclatera des cas de rage dans tel quartier, et souvent sur tels chiens, et je ne me trompe pas. On verra qu'un chacun pourra désormais en faire autant.

De là, on a tiré cette conclusion que les chiens deviennent enragés, parce qu'ils ne pouvaient étancher leur soif, alors que les ruisseaux, les rivières étaient gelés ou taris par le soleil ou la glace. Il suffit d'opposer à cette dernière affirmation que des chiens, qui n'ont jamais été dépourvus d'eau, et en ont bu un ou deux jours auparavant, sont devenus enragés et, mieux, que des personnes et des chiens morts de cette maladie ont bu jusqu'au dernier moment. La rage se déclare rarement en hiver et en été, mais généralement au printemps et en automne, et cela dans les lieux où l'eau coule en abondance.

Dans l'Amérique médionale, dans les îles de l'Amérique, la rage est peu connue, je puis dire la rage y a été inconnue ou à peine remarquée. A Alep, en Arabie, dans les déserts de l'Afrique, on a vu des chiens mourir, en grande quantité, par suite de la privation de nourriture et d'eau, et cependant la rage n'est pas plus commune qu'en Amérique.

Croit-on que les chiens des Arabes, des habitants du littoral de l'Afrique, trouvent, à tout instant, l'occasion de se désaltérer ? Je me demande si parmi ces chiens, il y en a qui aient jamais bu. Ne sait-on pas, d'un autre côté, qu'on a fait maintes et maintes expériences sur un grand nombre de chiens de toute race, de toute taille, qu'on a fait mourir de faim, de soif? Eh bien! ces chiens sont morts d'inanition, les petits au bout de cinq à six jours, les autres en huit ou neuf. Ceux qui avaient à boire prolongeaient leur vie. Aucun n'est mort enragé. On a fait simplement remarquer que généralement les chiens périssent plus vite que les hommes, mais, comme ceux-ci, ils succombent, alors, à une gastro-entérite.

Parmi ces expérimentateurs, les uns ont simplement eu en vue de s'assurer quels étaient les désordres pathologiques qu'amenait l'inanition, mais Bourgelot a sacrifié ainsi six chiens, dans l'intention de s'assurer si, en effet, le défaut d'eau et d'aliments était une cause de rage. La mort de ses chiens l'a convaincu du contraire. C'est en vain aussi que Dupuytren, Magendie et Breschet ont fait de nombreuses expériences, de nombreuses victimes; pas un de leurs chiens n'est devenu enragé, et cependant il les avait laissés croupir dans la plus dégoûtante saleté, la malpropreté étant considérée comme une cause, tout au moins adjuvante.

Cependant, il y a quelque chose de vrai dans ces observations vulgaires, savoir, qu'il y a deux saisons où la rage s'observe le plus communément; mais c'est une erreur d'attribuer cela au défaut d'eau, au froid ou à la chaleur: nous y reviendrons plus loin.

Beaucoup d'auteurs modernes se sont inscrits en faux contre ces assertions, une foule de voyageurs ont en effet fait observer que la rage était inconnue dans des pays très chauds, tels que la Syrie, l'Egypte, l'Amérique méridionale, pays dans lesquels, cependant, des bandes de chiens sauvages et domestiques errent nuit et jour.

Azara (Voyage dans l'Amérique méridionale, traduction Walkenaer, Paris, 1809), le célèbre Humbold (Histoire naturelle des quadrupèdes de la province du Paraguay, traduction de Moreau et H. Méry, Paris 1801), ne craignent pas d'affirmer que la rage n'était pas connue dans l'Amérique méridionale. N'existait-elle pas à l'époque du voyage d'Humbold, ou même était-elle moins fréquente, ou bien Humbold n'a-t-il fait que copier sur cette matière Azara et une foule d'autres auteurs qui ont affirmé ce fait avant lui? Je ne sais. Toujours est-il que ne pouvant douter de quelques cas de rage, dûment constatés, dans cette partie de l'Amérique, et dont un, entre autres dans la province de Buenos-Ayres, un autre dans la Banda Orientale, j'ai lu plusieurs auteurs plus modernes. L'un d'eux, qui a parcouru toute la Plata, le Paraguay, le territoire de Corrientes, l'entre-Rios, une partie du Pérou, affirme que les chiens n'y contractent jamais cette maladie. Mais, bien qu'il paraisse sincère, on s'aperçoit aisément qu'il est intéressé à dépeindre plutôt les charmes de cette partie du monde qu'à en révéler les inconvénients. Un docteur de la Faculté de Paris, M. Martin de Moussy, est un guide plus sûr. Voici ce que je trouve à la page 130 du tome II de sa Description de la Confédération argentine, publiée chez Didot en 1841 : « Nous avons « déjà parlé de la rage qui se développe quelquefois, à « l'état épidémique, chez les chiens cimarrones (deve- « nus sauvages) et en tue un nombre immense,» (Voyez page 94). Et à la page 93, on lit ce qui suit :

« Azara dit que, de son temps, les chiens sauvages « (Perros cimarrones) étaient extrêmement nombreux, « à partir du 30e degré vers le sud, qu'au nord il n'y « en avait pas, *parce qu'en raison des blessures qu'ils se* « *font en se battant pour des chiennes en chaleur*, les vers « se mettent dans leurs blessures et qu'ils y succom- « bent tous. *Il ajoutait que la rage était tout à fait incon-* « *nue parmi ces animaux*, et enfin que ces chiens étant « de toute race et de toute espèce, se rapprochaient du

« danois, sinon pour la robe, du moins pour la forme « et la taille.

« *Tout ceci est encore exact en partie*. Mais le temps « et les événements ont apporté des modifications dans « cet état de choses. Les chiens sauvages sont, en effet, « à peu près inconnus, aujourd'hui, dans le Nord, mais « ils se multiplient partout où les établissements, qui « les ont élevés, se trouvent abandonnés. Ainsi, pen- « dant la guerre de la Banda-Orientale, la plupart des « chiens des estancias devinrent cimarrones, leurs maî- « tres ayant été obligés de se réfugier dans les villes « ou aux armées. Il y en eut jusqu'aux environs de « Montévidéo. Le chien cimarron agite la queue et « donne de la voix comme le chien domestique, lors- « qu'il est en chasse. Il habite entre les rochers, où il « se creuse une espèce de bouge, dans les fourrés de « bois, dans les pajoncles, endroits remplis de grands « joncs et de grandes herbes, où il peut se cacher. « C'est là aussi que les chiennes mettent bas. Les por- « tées sont toujours nombreuses. Pris jeune, le cimar- « ron s'apprivoise avec la plus grande facilité et res- « semble à tous les autres chiens domestiques, dont il « n'est, d'ailleurs, que le descendant. Les cimarrones « chassent surtout de nuit, ils se réunissent par ban- « des, pour poursuivre une troupe de vaches, de ju- « ments, dont ils arrêtent les petis veaux ou poulains, « en effrayant les mères par leurs aboiements ; ils font, « ainsi, beaucoup de dégâts, dans le jeune bétail. Quel- « quefois même, ils attaquent les chevaux et les ju- « ments, surtout les dernières ; dans ce cas, c'est tou- « jours à la plus grasse qu'ils s'adressent, parce qu'elle

« est moins lègère à la course et reste en arrière, lorsqu'ils donnent la chasse à une troupe.

« Le nombre de ces chiens s'est parfois tellement « multiplié, que l'on a dû organiser de grandes battues « pour les détruire et payer une prime, pour chaque « animal abattu. De temps à autre, les estancieros (éleveurs), pour s'en débarrasser, saupoudrent de strychnine le cadavre d'un cheval, que l'on abat exprès, « dans un endroit où ils abondent; on en empoisonne « ainsi des quantités, avec cette substance vénéneuse, « dont on sait l'activité.

« La rage fait également, à diverses époques, de « grands ravages parmi eux. Si cette maladie était in« connue du temps d'Azara, elle s'est malheureusement « augmentée depuis, et il arrive, de temps à autre, des « accidents. Pour notre part, nous avons eu à traiter « à l'hôpital français de Montévidéo, en 1844, deux cas « de rage communiquée; nous en connaissons plusieurs « autres cas, tous également mortels, dans la campagne, et le fait n'est pas rare dans le reste de l'Amérique du Sud. Il s'en est manifesté dernièrement à Rio « Janeiro.

« Un vieux médecin espagnol, le Dr D. J. Gutierez, « mort, il y a quelques années, et qui était venu dans « la Plata en 1810, nous a assuré qu'on n'y connaissait « la rage que depuis 1806, époque des expéditions anglaises. Les chiens, amenés alors de l'ancien continent, par les officiers anglais, tous amateurs de « chasse, furent, selon lui, ceux qui la communiquèrent aux chiens indigènes. Nous ne citons ce fait que « pour mémoire. Il nous paraît étrange que des ani-

« maux, originaires de l'Europe, où cette maladie, *à* « *l'état sporadique, est si fréquente en quelques saisons, ait* « *perdu, en Amérique, l'aptitude à la contracter*, pour la « reprendre plus tard, alors, surtout, qu'on la voit au- « jourd'hui se développer spontanément, chez les chiens « cimarrones, lors des sécheresses, et s'y montrer *sous* « *forme épidémique* (1).

« Les maladies et les chasses réglées ont donc beau- « coup diminué le nombre de ces animaux, d'autant « plus que les habitants de la campagne leur font, par- « tout, une rude guerre. »

Ainsi la rage s'observe dans l'Amérique méridionale, et cela, au rapport de notre compatriote, sous forme épidémique. Il n'est pas vrai non plus que la rage soit inconnue en Syrie, en Egypte. J'ai questionné des Syriens, des Egyptiens, ayant passé leur vie dans ces pays, en Palestine, à Tunis, à Tanger, à Tripoli. Partout cette terrible maladie est endémique. Du reste, elle était connue déjà des Arabes, des Hongrois, de Morgagni, qui recommandait la cantharide comme un spécifique infaillible contre la rage déclarée, l'hydrophobie au plus haut degré.

Ils connaissaient donc cette maladie. *Daniel Johnson* (Journal génér. de méd., t. LXX, page 269) fait, au sujet de l'Inde, les mêmes observations que Martin de Moussy au sujet de l'Amérique méridionale. Cette

(1) C'est la seule conclusion que le Dr Martin de Moussy pouvait tirer de l'affirmation de son confrère, car, même, en admettant que les Anglais eussent importé des chiens affectés de la rage, que ces chiens soient devenus errants, la rage ne pouvait ainsi se propager, d'année en année, ainsi que la syphilis.

maladie très rare, dit-il, dans le temps, dans l'Inde, « est aujourd'hui fort commune, et le nombre des ani- « maux enragés y est d'autant plus grand que la fièvre « épidémique de ces contrées fait plus de ravages » (1). Cette forme épidémique a déjà été observée par d'anciens médecins, dont on s'est moqué, parce qu'ils avaient probablement, par suite de cette observation, été amenés à regarder la rage comme une fièvre pestilentielle. Il n'y a là que coïncidence, la rage se développant précisément à certaines époques qui favorisent aussi les fièvres pestilentielles, par suite des premières évaporations.

On a eu raison de se moquer de ceux qui regardaient les chiens comme des êtres cacochymes et mélancoliques; mais on a eu tort de ne pas s'assurer si ces idées ne reposaient pas sur quelque observation sérieuse.

En tenant compte de tout, on est forcé d'admettre que jusqu'à ce jour, c'est en Europe et dans les climats où la chaleur est la moins meurtrière, que la rage exerce le plus souvent des ravages. Après nombreux renseignements pris, je suis convaincu qu'une statistique d'un grand nombre d'années prouverait que, dans les pays froids,tels que la Suède, la Norvège, la Russie, la Laponie, les cas de rages sont excessivement rares, surtout si on les compare à ceux qu'on signale aux mêmes époques, en Allemagne, en Angleterre, en Italie, en Egypte et surtout en France. On peut affirmer de même que la rage est observée dans des pays inondés six mois de

(1) Le père Du Choisil, de son côté, affirme avoir trouvé, dans les Indes-Orientales, plus de 300 personnes affectées de la rage, pour avoir été mordues.

l'année et d'autres où il ne tombe presque jamais une goutte deplaie, que la sécheresse ou la chaleur humide n'ont aucune influence sur son développement.

2° *La réclusion*, *la terreur*. — Romi, de Turin (Mémoires de l'Académie impériale de Turin, de 1800 à 1805, p. 93 de la notice des travaux), prétend avoir fait développer la rage chez des chats en les tenant renfermés dans une chambre fermée. Cette assertion est admise par presque tous les médecins et cependant elle est fausse. Il se passe chez eux ce qui se passe chez beaucoup de prisonniers; il se forme une espèce de surexcitation, d'affolement, ce qui est fort loin de la rage.

A ce sujet, je citerai les faits suivants, qui me sont personnels. Un chat fut enfermé 9 jours entiers dans une armoire, il en sortit décharné, mais bien portant ; un autre fut renfermé, par mégarde, dans un grenier, on avait fermé la chatière. — Il y resta une semaine ; il était bien portant, mais mourait plus de soif que de faim. Un troisième enfin, enfermé 24 heures dans un sac en cuir, retrouva son domicile et revint 6 jours après, après avoir franchi une distance de six lieues.

Le climat, la chaleur excessive des contrées tropicales, le froid extrême des pays septentrionaux, la privation d'aliments, d'eau, la réclusion, la terreur n'engendrent pas la rage.

3° *Malpropreté*. — Nous avons dit, en passant, que des médecins célèbres ont regardé la malpropreté comme une puissante cause adjuvante, et nous pouvons ajouter qu'il n'en est rien. S'il restait quelque doute, à ce sujet, dans l'esprit de quelques personnes, qu'elles visitent, à Paris, dans la banlieue ou en province quelques-uns de ces bouges infects, décorés du nom de pensions de chiens malades et autres. Certes ce dernier mot a été ajouté sans l'assentiment des chiens, qui vous diront qu'il n'est pas possible qu'un animal soit déclaré bien portant, du moment qu'il a passé vingt-quatre heures dans une pareille atmosphère de malpropreté. Il ferait oublier Callot, ou du moins, il s'immortaliserait, comme lui, celui qui parviendrait à dépeindre, fidèlement, l'aspect, la physionomie de ces gueux d'un nouveau genre, d'autant plus à plaindre qu'ils ne peuvent, comme les hommes, se donner les soins qu'exigerait leur état, ni adresser des pétitions, aux chambres qui, du reste, répondraient probablement comme de coutume, en passant à l'ordre du jour. Les masures hideuses où ces pauvres parias sont renfermés feraient un magnifique fond de tableau, et la physionomie de la plupart des maîtres de ces établissements ou leurs valets ferait naître, dans l'âme des spectateurs, cotte douloureuse impression ou indignation que nous éprouvons à la vue de quelque tableau nous représentant l'appel des condamnés fait par les guichetiers et les geôliers de la glorieuse République.

Je déclare courageux et téméraire celui qui a le courage de toucher qui que ce soit, quoi que ce soit, dans ces établissements, d'ouvrir une porte, de soulever un loquet, même avec des gants, voir même avec des pincettes. Je me suis demandé si je ne serais pas né brave, le jour ou j'eus le courage de franchir le seuil de ces enclos, dont je sortais, au plus vite, à la vérité, redoutant d'y être dévoré par la vermine ou d'en sortir avec une monomanie quelconque enfantée par la peur de l'inconnu, qui m'envahissait de plus en plus. Imaginez-vous des chenils, dont la paille est hachée, tellement menue, qu'elle passerait à travers le crible le plus fin. Cette paille s'agite, remue, marche sous l'impulsion que lui communiquent des milliers de puces, d'animaux de toutes sortes, des espèces de vessies, armées de queues, des miniatures de tortues pourvues de mille pattes, des perce-oreilles, des cafres, des punaises, des tiques, dont le ventre entr'ouvert laisse écouler un flot de sang noir, des vers qui fourmillent, tout cela se nourrissant aux dépens du chien, de ses aliments, de sa demeure, de son lit, tout cela se mêlant, se poursuivant, se heurtant, s'entre-dévorant. Là, la paille manque totalement, mais le plancher crie, s'effondre, sous le poids d'un chien, qui entre à regret dans sa cabane, mais espère y trouver une légère trève à ses souffrances, exagérées par un soleil ardent. Pas de trève pour lui, même dans le sommeil. Ici quelques loques qu'on dit être des paillassons, dans un coin un amas de chiffons tellement pourris que le crochet d'un chiffonnier passerait constamment au travers. Heureux, mille fois heureux les chiens qui sont parvenus à conquérir une couche formée de quelques minces copeaux, ils sont enviés de tous leurs confrères, auxquels ils les disputent avec acharnement, ne les quittant que pour manger à la hâte, quand la faim les presse trop, et qu'ils rejoindront, dès qu'ils ont pu attraper un morceau quelconque du repas quotidien. Ces chiens se désaltèrent-ils? *Chi lo sa*? Ce doit, le plus souvent, être impossible, je jurerais même qu'ils ne boivent pas tous les jours, qu'ils ne boivent jamais, à l'aspect de sébiles, noires, graisseuses, dont les parois verdâtres, tapissées de je ne sais quel produit dû à une macération prolongée, renferment un liquide noirâtre, recouvert d'une pellicule terne, mais ayant au soleil tous les reflets, toutes les nuances de l'arc-en-ciel. En sortant de là, on a hâte de rentrer chez soi, de se débarrasser de ses chaussures, de ses habillements, de se plonger dans un bain, de courir au spectacle, de se livrer à toutes sortes de plaisirs, de crainte de revoir en songe, et les lieux et leurs habitants que, selon l'expression d'un de mes amis, toute l'eau de la Seine ne suffirait pas pour laver, que toutes les lessives des savonniers de France ne purifieraient pas, que tous les parfums de l'Inde et de l'Arabie n'empêcheraient pas d'infecter une maison. Et qu'on ne croie pas qu'il y ait là de l'exagération. Il en prit un chez lui, l'attacha à un chenil placé dans une cour spacieuse ; non seulement il fut obligé de s'en débarrasser, parce que tous ses locataires s'en plaignaient, mais encore, par suite de l'irruption de quelques voisins, ne sachant à quoi attribuer cette mauvaise odeur, qui empestait le quartier. Et, cependant, que de soins il avait donné à ce chien ; que de constance déployée vis-à-vis une bête qui tremblait à la vue d'un peigne, de l'eau, du savon, tant ces objets étaient nouveaux pour lui !

Et pendant que vous cherchez ainsi à oublier ces pauvres animaux, abandonnés à des mercenaires avides, que font-ils? Ils s'agitent encore plus que les parasites qui vivent à leurs dépens, crient, gémissent, soupirent, respirent la terreur qui s'est emparée d'eux, jusque dans les courts instants de relâche que leur accorde un sommeil inquiet, un cauchemar hideux, dont ils ne sortent que pour aboyer à la Lune, dirait Lafontaine. Eh non ! ils n'aboient pas à la Lune ; je ne sais si, comme nos pères, ils la prennent pour une divinité, mais, ce que je sais fort bien, c'est qu'ils prennent Dieu et les visiteurs à témoin des souffrances que l'homme fait endurer à ses amis, et ils demandent miséricorde. Que dire de plus ? J'ai vu des chiens se refuser de rentrer à ces pensions, où cependant venait de pénétrer une femelle en chaleur ; il en est qui tremblent et se font traîner, dès qu'on approche du quartier et cela, plusieurs mois après en être sortis.

Nul doute que les membres de la Société protectrice des animaux mettrait fin *illico* à un tel état de chose, ferait même raser ou brûler bien de ces établissements, si on les condamnait à les visiter, chaque semaine, cinq minutes seulement. Leurs visites seules seraient un grand bienfait pour ces animaux, qu'ils débarrasseraient de quelques milliers de puces, qu'ils emporteraient avec eux. Mais ces pauvres animaux n'ont guère d'espoir que dans les entreprises de notre édilité parisienne qui saccage, bouleverse, renverse tout : elle finira par faire disparaître ces pensions. Peut-être, quand on aura achevé de bâtir des palais pour les ouvriers, finira-t-on par comprendre que les travaux ne pouvaient être mieux clos et les artisans mieux employés qu'à élever quelques demeures à la gent canine. En attendant, ces animaux seraient trop heureux de contracter la rage et d'y succomber. Vœux superflus ! Ils n'en sont pas plus atteints que les chiens des Arabes, et cependant, malgré le Koran, il n'y a rien de plus malpropre, après certains Arabes, que leurs chiens, si ce n'est, toutefois, leurs femmes.

4° *Maladies de peau.* — Dans ces délicieux séjours dont je viens de parler, vous entendez retentir à votre approche de furieux aboiements, tempérés parfois par la voix sonore de quelque vieux chef de meute; vous ouvrez, et tous les chiens d'accourir en remuant la queue, en se demandant lequel d'entre eux obtiendra une sortie de quelques heures ou sera assez heureux de partir en congé définitif. Défendre leur établissement? Cette idée ne peut venir à des chiens, bien que français. Ils ne poussent pas l'amour du sol aussi loin que nous, préférant l'esclavage, la végétation dans notre pays, à l'émigration en des contrées plus fortunées. Les uns sautent sur vous, d'autres viennent avec empressement quêter vos caresses, les uns marchent à quatre pattes, les autres sur trois, tous se grattent, se dévorent. Rien de plus comique que de voir ces chiens entremêlant leurs salutations empressées de coups de patte qui leur labourent les flancs, de grattements furieux et prolongés, les démangeaisons leur permettant à peine de placer, dans l'intervalle, un demi-battement de queue.

Dans ce lieu d'angoisses inconnues, inexprimables, dans cet enfer anticipé, vous observez les plus beaux spécimens de maladies de peau. Les uns sont affectés d'eczéma (la vraie gale des chiens et des épiciers), les autres de prurigo simplex ou larvalis, d'autres de Rouvieux; la plupart ont toutes ces maladies à la fois. En voici un qui est nu, il a été dénudé par un eczéma suppurant. Eh bien ! demandez à leurs gardiens s'ils ne craignent pas de voir leurs chiens devenir enragés, d'être tenus ainsi constamment en haleine par les monstres qui leur font la guerre, les maladies qui les minent ? Les maladies de peau seraient plutôt un préservatif, vous diront quelques-us, un puissant dérivatif sur la peau. Ils vous feront part de leurs expériences : tout chien guéri trop rapidement de ces maux meurt d'une entérite. Pour eux, rogne, teigne, gale sont donc un bienfait.

Leur observation peut être très juste. En tous cas elle a été faite par tous les médecins et tout particulièrement par M. Devergie sur les hommes qu'on ne doit pas, dit-il, débarrasser trop vite de gales invétérées, les démangeaisons trop promptement apaisées pouvant être remplacées par des maladies internes graves. Aussi les vétérinaires, les anciens encore, recommandent de ne passer à un traitement de l'affection locale, de quelque nature qu'elle soit, sans avoir purgé, saigné même leur client. Puisse leur vieille expérience servir aux jeunes ! Mais je n'ai pas fini avec mes économes, mes pourvoyeurs, mes proviseurs de chiens. Malgré leur théorie et leur pratique, je soutiendrai toujours que le mot chenil n'est pas synonyme de malpropreté, qu'il est possible de garder ensemble des centaines de chiens, sans appréhension de la moindre vermine, de la plus légère maladie de peau, que la propreté est loin d'être un préjugé et que les dartres sont loin de mettre à l'abri de certaines maladies, qu'elles peuvent, au contraire, en faire naître plusieurs. « La rage peut-être, me dit en ricanant un de ces bourreaux ? — Non, mais d'autres, lui répondis-je. — Eh, mon Dieu, me dit-il, nous avons peut-être raison tous les deux ; vous ne détruirez jamais la conviction intime que j'ai que les puces sont engendrées par le chenil, la paille, la sciure de bois, les copeaux, et que vos chiens crèveraient d'ennui s'ils n'avaient rien à faire. » Plaignez-vous donc à un pareil homme de n'avoir pu tirer un seul coup de fusil le jour de l'ouverture, votre chien ne faisant pas deux pas sans s'arrêter pour se gratter et se mordre. Cet aplomb superbe me rappelle celui d'un condamné à mort que j'entendis plaindre le sort d'un de ses co-détenus, condamné aux galères à perpétuité pour avoir pendu une vieille mendiante : « On eût bien dû lui faire, « comme à moi, la charité de la guillotine, car enfin, « il y avait des circonstances atténuantes dans son fait, « comme dans le mien. Moi, j'ai tué mon camarade de « chambrée parce qu'un jour, au lieu de me faire part « de la moitié de sa ration comme à l'ordinaire, il préféra la jeter dans les lieux, et cependant, il savait que « la faim me laissait reposer de moins en moins. Lui, « il n'avait pas mangé, pas fumé, pas bu de liqueur « forte, depuis deux fois vingt-quatre heures. Des cinq « sous que la charité avait versé dans les mains de cette « vieille au lieu de les jeter dans les siennes, il put acheter : une pipe, du tabac, du pain et de l'eau-de-vie. « Comment résister à ce calcul qu'il avait eu le temps « d'établir, ayant demandé en vain aux passants pendant cinq heures la moindre aumône ? Du reste, il « rendit service à cette vieille en l'expédiant dans un « monde meilleur. » Et comme il me vit frissonner à l'idée qu'il y eût en France des êtres humains capables d'assassiner pour s'approprier 25 centimes : « Je vous

« le répète, me dit-il, il lui rendit service en le débar-
« rassant de sa misère, comme on me débarrassera ces
« jours-ci en m'ôtant la vie. Mais, même si cette cir-
« constance n'existait pas, que voyez-vous d'étrange
« dans sa conduite? Que signifie le mot civilisation? Si
« ce n'est que les plus puissants mangent impunément
« les autres, de même que le lion dévore les cerfs, le
« brochet les autres poissons. Ceci est admis par tout
« le monde; les hommes, réunis en société, finissent
« toujours par s'entre-dévorer, et ils trouvent cela fort
« naturel. Vous êtes jeune, c'est pourquoi vous regar-
« dez les criminels de notre espèce comme des êtres à
« part; les hommes sont plus justes : ce n'est pas le but
« que nous nous proposons d'atteindre qui leur paraît
« condamnable ; à moins d'être fou on n'assassine pas
« si l'on possède des rentes, mais ce qu'ils condamnent
« ce sont les moyens employés pour y arriver et qu'ils
« caractérisent de violents, de peu en harmonie avec la
« civilisation. Pure démence et absence de jugement.
« Les riches arrivent au même but que nous, sans assas-
« siner, ils dépouillent, grâce à l'usure, aux lois, ceux
« qui ne peuvent résister à leur or. Le brigandage, le
« vrai brigandage est celui qui s'exerce sur une vaste
« échelle et qu'on décore du nom de guerres, de con-
« quêtes pour être à l'abri de la loi, de la censure, de la
« réprobation universelle. »

5° *Une nourriture exclusivement animale*. — Aux environs des douars, dans les premiers temps de notre occupation, des bandes de chacals venaient rôder autour des tentes des Arabes et des goums. Ces animaux ne se nourrissaient généralement que fort mal, des débris des festins abandonnés par les Arabes, ou mieux, par leurs chiens, et fort bien des charognes qu'ils déterrent ainsi que l'hyène, quand ils ne les trouvent pas sur le sol. On n'a jamais constaté une irruption de chacals ou d'hyènes enragés. Du reste, on sait que les animaux carnassiers se nourrissent exclusivement de chair, et à ces animaux il faut joindre le chien, dont la mâchoire fait voir qu'il est destiné à se nourrir de chair.

Les animaux de nos jardins publics, des ménageries, sont exclusivement nourris de viande et ne deviennent pas enragés. Dans l'Amérique méridionale, il y a quelque vingtaine d'années à peine, l'on sacrifiait encore des milliers de bœufs rien que pour en vendre la peau, des milliers de juments pour en retirer l'huile; les chiens disputaient aux vautours la chair de l'animal, et la rage était presque inconnue à cette époque dans cette partie du monde. Aujourd'hui encore, dans presque tous les ranchos, les saladeros, estancias, hommes et chiens ne se nourrissent que de viande. L'homme en consomme 5 à 10 fois plus qu'un Européen, jusqu'à 14 livres de viande par jour, 8 en moyenne, le chien mange comme un chien sait manger, et tous se portent admirablement ils se portent d'autant mieux, résistent d'autant mieux à l'influence de la chaleur humide, qu'ils en consomment davantage.

« Pour la garde des troupeaux de moutons fins, on « emploie des chiens bergers importés d'Europe. Mais, « déjà, il en existait une race dans le pays, qu'on nom- « mait *peros ovijeros*, chiens à brebis, qui rendent de « très grands services et qui, seuls, autrefois, étaient

« chargés de conduire et de défendre les immenses
« *majados* (troupeaux) de brebis qu'on envoyait paître
« dans la pampa. Ces chiens étaient enlevés très jeunes
« à leurs mères, et on leur donnait à teter des brebis
« qu'on maintenait au coral; de cette façon ils s'éle-
« vaient continuellement au milieu du troupeau. La
« seule nourriture qu'on leur donnait était de la viande
« de bœuf cuite ou crue. On les en gorgeait le matin
« afin qu'ils fussent repus pour tout le jour et ne revins-
« sent que le soir avec le troupeau, qu'ils ramenaient
« au coral. Cette pratique est encore suivie aujourd'hui;
« mais en outre, on fait toujours accompagner le trou-
« peau par des hommes à cheval qui le surveillent et
« gouvernent les chiens. (Martin de Moussy, *loco citato.*)

5° *L'usage des viandes pourries fétides vénimeuses, charboneuses, salées.* Souvent les chiens ne touchent pas aux viandes charbonneuses; plus souvent ils en mangent, sans être incommodés, d'autres fois ils crèvent, après en avoir avalé en trop grande quantité ou parce qu'ils se sont inoculé la maladie par une solution de continuité de la peau ou des muqueuses. Les hommes, qui tiennent des charniers, affirment qu'ils peuvent, de même que les corbeaux, inoculer cette maladie, en vous mordant, en vous léchant sur une plaie, mais que l'usage de ces viandes, qui peut les faire périr, ne leur fait pas contracter la rage. Tout ce qui a été écrit contrairement à ces affirmations, vérifiées maintefois, est de pure exagération.

Beaucoup de chiens préfèrent les viandes pourries, fétides, couvertes de vers, aux viandes saines, au pain.

J'ai parcouru pendant trois ans des établissements de marchands de chiens aux environs de Paris, j'ai vu de vrais cours de miracle, où fourmillaient des chiens, de toutes espèces, au poil rude, à la physionomie la plus étrange, les chiens nourris exclusivement de charogne de chevaux et autres animaux, ayant succombé quelquefois à des maladies graves, à la vieillesse, à un accident. Ces chiens sentent mauvais; étaient affectés de maladies de peau, se grattaient constamment, mais se portaient relativement bien. Malgré un préjugé vulgaire, ils sont plus souvent, que ceux nourris avec du pain, fatigués par le tænia, les oxyures et autres vers, mais bien qu'ils fissent, tous les jours, des repas de viandes pourries, enterrées depuis un mois dans un fosse, ils ne contractaient pas la rage. Ils sont plus vigoureux et ils n'auraient pas de maladie de peau si l'exercice ne leur était refusé.

Barrow observe que la rage est inconnue en Afrique où les chiens se nourrissent exclusivement de viandes pourries. Tout le monde sait que, pendant longtemps, à Constantinople, à Alexandrie, au Caire, dans toute l'Egypte, je devrais dire sur tout le litoral septentrional de l'Afrique, des bandes de chiens errants exerçaient, les mêmes fonctions que les vautours et autres oiseaux de proie dans l'Amérique méridionale. Les immondices, les cadavres de chevaux, de bêtes de toute espèces, disparaissaient, en une nuit, devant la voracité de ces animaux. Aussi, n'est-ce ni Prosper Albin, ni Larrey, qui soient parvenus à constater des cas d'hydrophobie dans ces bandes nombreuses de chiens qui vivent de chairs en putréfaction, et il n'ont pu admettre cette cause. « En Egypte, dit M. Larrey (Mémoires de chi-« rurgie, t. II, p. 227), où les animaux sont très com-« muns, ils errent dans les campagnes, pendant la nuit, « pour y chercher les cadavres, qu'on a négligé d'en-« terrer ».

D'ailleurs, vendeurs ou conservateurs de chiens salent les viandes qu'ils se procurent ainsi, à bon marché dans ces charniers. Leurs chiens, comme les précédents, sont toujours altérés, tourmentés par des démangeaisons, leur poil perd son luisant, leur flair de sa délicatesse, dit-on, ce qui peut s'expliquer: les muqueuses des fosses nasales devant, par continuité de tissu, se ressentir de la sécheresse de celle de la bouche, du pharynx, mais tous ces gens n'ont affirmé qu'ils n'ont jamais vu un chien enragé, par l'usage de ces aliments.

Les chiens, pendant les longues traversées sur mer, ne mangent guère, comme naguère encore les gens de l'équipage, que des viandes fumées et salées et cela sans le moindre inconvénient, bien qu'ils soient, en partie privés d'eau.

6° *Poisson salé et autre*. Je ne sais pourquoi on a affirmé que l'usage trop fréquent du poisson et surtout du poisson salé, donnait lieu à la rage. Je ne crois pas que ce soit une seule observation, bien ou mal faite, mais bien les résultats obtenus par quelques chimistes, qui aient donné lieu à cette affirmation erronée. Les chimistes ont affirmé que les arêtes, la chair du poisson étaient riches en phosphates. Or les anciens répondaient comme ils pouvaient, comme nous par des hypothèses, à ce qu'ils ignoraient. C'était un virus, un venin, un acide un alcali volatil, le phosphore électrique qui constituerait le virus rabique. Peut-être aussi cette opinion est-elle fondée sur cette observation que la chair du poisson, et, surtout, certaines parties, telles que la laite, les œufs, sont aphrodisiaques. En cela cette nourriture pourrait être une cause prédisposante à la rage. Mais j'ai vu une infinité de chiens, nourris, dans les ports de mer, exclusivement, avec de la soupe au poisson et je ne crois plus à cette cause adjuvante. Beaucoup de chiens de chasse refusent cette nourriture, mais d'autres s'en contentent faute de mieux et même s'en gorgent volontiers. Un maître de gymnastique, passant tout le temps que ses leçons lui laissaient libre, au tir au brochet, à la carpe, exerçait de petits chiens à faire partir les poissons et à les suivre à l'autre bord, où ils allaient échouer, enfin à les rapporter. Notre maître et ses disciples mangaient du poisson tous les jours. Aucun d'eux, à ma connaissance, n'a manifesté le moindre symtôme de rage.

L'on m'a fait présent d'une petite chienne, à physionomie de renard, dont le père et la mère étaient les plus adroits pêcheurs qu'on puisse imaginer. Un réservoir restait-il ouvert, mes chiens de s'y élancer, de remonter avec une carpe qu'ils dévoraient à belles dents. Le fretin était toujours pour eux. Les chiens sont morts de leur belle mort; à bord de bien des bateaux, de ces bateaux de caboteurs, sur notre littoral même, que de chiens presque inclusivement nourris avec du poisson frais, séché ou trouvé mort, en grand nombre sur la plage! Les pêcheurs rient quand on leur demande si leurs chiens ne deviennent pas enragés, en étant astreints à un pareil régime.

7° *Des aliments gras.* Les aliments qui leur réussissent le mieux et dont se servent tous les chasseurs, qui tiennent à conserver à leurs chiens, la santé, la beauté, toutes les qualités qui font que leurs rapports avec vous n'aient rien de désagréable, sont précisément les aliments gras.

8° *Aliments, breuvages trop chauds, trop froids, les chiens ayant très chaud.* Généralement les chiens attendent que les aliments soient refroidis. D'autres trop voraces, ou craignant voir leur part avalée par d'autres, se brûlent la gueule, soit en voulant contenter, trop vivement leur apétit soit en voulant dérober des viandes nageant dans un liquide bouillant ou exposé à un feu ardent. Ce qu'on n'a jamais vu et ce que l'on ne verra jamais, c'est la rage éclater à la suite de ces accidents, si le chien ne s'est pas exposé à la contracter autrement.

VÉRITABLE ET UNIQUE CAUSE DE LA RAGE.

Cependant la rage existe et il n'y a pas d'effet sans causes.

J'ai dû, au hasard, de découvrir, en 1845, l'unique cause de la rage :

Obs. I. — Tampo, chien courant de forte taille, poursuivait depuis trois jours une chienne d'arrêt épagneule. Celle-ci, dans la pensée de son maître, devait se croiser, avec un chien de sa race. Par mégarde, le cocher non prévenu, en changeant la paille du chenil laissa entrer Tampo qui se mit à la poursuite de la chienne. Celle-ci, fuit devant lui et vint passer comme une flèche devant moi, à la maison, distante environ de 500 mètres de la grange. Je happai Tampo au passage; surpris, il mordit l'air. Il me reconnut, me lécha et je n'eus guère de peine à le ramener à la grange, bien qu'il se retournât souvent. Le lendemain le cocher vint, avant le déjeuner, dire à mon grand-père, que Tampo était malade, qu'il ne mangeait plus depuis plusieurs jours et qu'il avait l'air hagard. Mon grand-père le pria de l'attacher avec une chaîne solide, à une niche qu'on avait transportée au grenier et de retirer la clef de celui-ci. Après déjeuner, nous allâmes le voir. Il était debout dans la position d'un chien qui avait de la peine à se tenir sur ses pattes, il avait l'air abasourdi, comme s'il sortait d'un rêve ; notre présence passa inaperçue ; il ne nous reconnut pas, ni signe de joie, ni battement de queue. Enfin, sortant de cet état, son œil s'anime et il remue la queue en me reconnaissant. J'allai à lui et je lui caressai, en le plaignant, le dessus de la tête, puis voyant son œil s'animer je me retirai. Au même instant, le sellier de mon grand-père, Haffner, voulut en faire autant et le caresser, mais il se retira vivement. Il venait d'être mordu au petit doigt. Pour moi, pas d'erreur possible: le chien était enragé. Il avait fait un trou dans le parquet, d'un pied de long sur deux travers de doigts de large et le plancher avait au moins un pouce d'épaisseur ; il avait déchiqueté un côté de sa niche à belles dents. Je suppliai le carrossier de descendre vivement, de tremper sa main dans un abreuvoir en lui offrant de lui pomper dessus. Il rit de mes alarmes me disant que la rage n'existait que dans l'imagination des médecins. Le malheureux avait lu un livre en trois volumes intitulé : *De la non existence du virus rabique*, ouvrage qui a traîné longtemps sur les quais de Paris. Il ne voulut ni se laver, ni être cautérisé. Heureusement pour lui le sang pissait; une artériole avait été ouverte, ce qu'il était impossible de ne pas voir en voyant les jets isochrones et le sang rutilant. Il se contenta pour l'arrêter de le serrer dans son mouchoir, mais il ne parvint à arrêter l'hémorrhagie qu'une heure après. J'avoue que je m'attendais, chaque jour à recevoir la nouvelle qu'il était alité, en proie à la rage. Chaque jour, je le voyais traverser la rue, pour venir boire sa chope de bière du matin. Vingt ans après il vivait encore. Il est mort d'une fluxion de poitrine. Quant au chien, j'étais certain d'avoir été innocemment son bourreau ; je me le dis, en le voyant en érection constante. Il mourut quatre jours plus tard; dans le même état après des accès de plus en plus rapprochés.

Obs. II. — Un de mes oncles était allé en voiture aux bords du Rhin, suivi de son chien d'arrêt Perdro celui-ci fit connaissance à l'auberge, d'une chienne en chaleur, qu'il alla rejoindre, bien que mon oncle l'eût appelé à diverses reprises. Il rentra à la maison huit jours après; il était exténué. Il eut un premier accès; mon oncle le renferma dans un enclos. Il faillit enfoncer les lattes et les dévorait à belles dents. Il fut abattu d'un coup de fusil. La verge raide touchait le ventre.

Obs III. — Un chasseur étant venu à l'ouverture à Eragny, avec une chienne en chaleur, fut maudit par tous les autres chasseurs, car les chiens à ses trousses ne songeaient guère à chercher le gibier. Le soir l'un des chasseurs amena de force son chien à Pontoise. Mais, une fois à la gare, il eut l'imprudence de le lâcher et le chien de revenir en courant. Le maître de la chienne était parti pour Conflans. Le chien ne la trouvant pas entra à l'auberge, fureta, alla, vint, revint, il gémissait. L'aubergiste le renferma dans une écurie, mais il dut le lâcher dans la cour, le matin, le chien ayant hurlé une partie de la nuit. Le chien s'échappa et ne reparut plus à la maison; on le vit guêtant à travers la plaine, couché dans un fossé, sur la berge de l'Oise, puis on l'aperçut donnant des signes non équivoques de rage. Il fut tué à coups de fusil et de fourches, le septième jour. Je le vis le lendemain dimanche. La verge était en érection; une remarque que je fis c'est que les chiens le fuyaient.

Obs. IV. — Le Dr Moulin perdit un chien que je lui avais donné, à Rosny-en-Brie. Il était à la poursuite d'une chienne. Huit jours après son fils, encore au collège, le rencontra, tenu en laisse par un monsieur, qui le lui rendit à sa réclamation. On veut fêter le retour du chien et une partie de chasse est décidée pour le lendemain. On part joyeux; au milieu de la chasse, le fils appelle l'attention du père sur le chien. Celui-ci étranglait, comme s'il eût avalé un os qui ne voulait pas passer. Le fils entr'ouve la mâchoire, le père y plonge ses doigts et ne rencontre rien. Il est pincé, au moment où ils les retire. Trois mois se passent et je suis invité par Mme Moulin à voir son mari qui était fort singulier depuis plusieurs jour. Déjà auparavant j'avais été mandé par elle. Il se croyait atteint d'un polype au cœur, d'ossification des valvules et je lui vais démontré son erreur, en lui faisant observer qu'une lésion constante produisait des effets constants et non à intervalles fort éloignés et il dut convenir que c'étaient des ennuis de bâtisse qui l'avaient amené là. Cette fois-ci je le trouvai écrivant et poussant des gémissements à fendre l'âme. Une bougie brûlait devant lui, un pain de cire à cacheter était étalé à sa droite. Il écrivait une suscription que je devinai : ceci est mon testament. Il n'est pas fini que je lui dis : ceci est mon testament et je le grondai des chagrins qu'il faisait à sa femme A cela il me répondit : qu'il ne lui restait plus qu'un jour à vivre et il me montra un revolver chargé à six coups. Je pris l'arme et je la mis dans ma poche, en lui disant : déjeunons d'abord ; à demain les affaires sérieuses. Après déjeuner, je retournai avec lui dans son cabinet. Je lui dis ne pas lui voir le moindre symptôme de rage ou de maladie quelconque. — Mais, me dit-il vous ne voyez donc pas que j'étrangle? en faisant le geste d'un homme ayant de la peine à avaler.—Sans doute, lui dis-je, vous êtes persuadé étrangler et vous étranglez. — Mais le chien était enragé.— Je ne voulus pas le nier. Oui, lui dis-je, mais il y a trois mois, et bien des personnes mordues ne meurent pas pour cela et je lui racontai le cas du carrossier et d'autres. — On a voulu me rassurer, dit-il, et me dire que le chien était mort de la rage mue, mais je sais qu'il était vraiment enragé.— Oui! lui dis-je. Et puis vous en êtes quitte pour avoir été mordu. Il est probable que le sang a entraîné le venin. — Mais non, me dit-il, il n'y a pas eu lésion. J'ai été simplement pincé. Je partis d'un éclat de rire.— Comment, lui dis-je, vous vieux praticien, vous croirez à l'influence néfaste du contact de la salive sur l'épiderme, à l'haleine empestée d'un chien enragé? Allons donc! — Ceci le rassura et il finit par me dire qu'après s'être lavé, il s'était cautérisé avec la pierre infernale. Bref, Moulin n'est jamais devenu enragé. Je n'ai pas vu le chien et n'ai eu aucun renseignement sur son état.

Obs. v. — A Vanves, on me montra un chien tué de la veille. Il avait mordu plusieurs autres chiens. Pénis fortement en érection, poil hérissé.

Depuis, j'ai continué mes recherches chez beaucoup de vétérinaires et cette année j'ai vu chez un vétérinaire deux chiens enragés avec le pénis en érection. L'un d'eux, amené pour être étranglé, l'avait tellement en érection qu'il se pliait en cercle, faisait ce qu'on appelle vulgairement le dos de chat. Je n'ai fait qu'une seule nécropsie, sur un chien mort quelques jours auparavant. J'ai trouvé l'arachnoïde enflammée, gorgée de sang et une nappe de sang dans la partie du crâne dans laquelle repose le bulbe rachidien. J'attribue cette extravasation de sang à une ouverture faite avec mon couteau qui trop vivement martelé s'est enfoncé dans le cerveau.

Réflexions. — Maintenant, qu'on me permette de placer ici quelques réflexions.

I. Le sellier dont il a été question n'est pas mort. A quoi cela tient-il? Pour moi, à deux raisons. La première, c'est que l'hémorrhagie a entraîné le virus. La seconde, c'est qu'il a été mordu non pendant un accès, mais dans l'intervalle d'un accès à l'autre. D'autres observations ne me laissent aucun doute sur ce sujet. Il y a changement subit de la salive en poison pendant l'accès, il y a inocuité dans l'intervallle. Les récentes recherches de M. Pasteur sont là pour confirmer ce que je dis.

II. Le chien qui a mordu le sellier avait sa connaissance dans les intevalles des accès, du moins dans les premiers temps de la maladie. C'est ce que j'ai observé maintes et maintes fois.

Réflexion. — Je suis encore à la recherche d'une chienne ayant contracté spontanément la rage.

Ce sont toujours des chiens, et toujours des chiens ayant couru après des chiennes.

Mais ce qu'il y a de singulier, il m'a semblé qu'il

fallait pour cela une longue privation, car j'ai vu des chiens séparés de chiennes en chaleur qu'ils avaient poursuivies depuis plusieurs jours et ne pas devenir enragés. Mais, pour moi, il y avait une raison à cela. Ils n'avaient pas été privés du coït auparavant.

Les boissons froides me paraissent n'avoir aucune influence sur un animal réputé ne jamais transpirer, ce qui explique qu'il halète, à la moindre fatigue, dès qu'il fait un peu chaud, ce qui explique peut-être aussi que les seuls animaux, qui lui ressemblent, soient sujets à la rage spontanée. Mais cette cause, si toutefois elle existe, ne serait que secondaire, prédisposante et nous ne nous occuperons que des causes premières efficaces parmi lesquelles on a rangé encore :

9° *Une fatigue excessive, des courses trop fortes, trop prolongées.* Cette opinion a motivé un arrêté si prudent de se servir des chiens comme des bêtes de somme, de montures, de bêtes d'attelages, de trait, mais cet arrêté n'est fondé sur aucune observation authentique de rage provoquée ainsi. Je dirai plus, jeudi mon chien a fait vingt lieues en seize heures avec moi. Il ne fut que courbaturé et a refusé de manger pendant plusieurs jours. Un autre est crevé pour avoir suivi la voiture d'un maître barbare seize lieues. Enfin un chien, abandonné à dessein a dû franchir une distance de soixante lieues en deux jours et deux nuits, sans s'arrêter. Il tomba d'inanition et de fatigue et revint à la santé grâce à des bains que je lui fis prendre.

Ainsi, de toutes les causes assignées à la rage, aucune n'est efficace.

J'ai exposé ces idées et ces conclusions du temps de l'Empire, et j'en conclus qu'il suffirait d'une loi pour empêcher à tout jamais la rage : c'est de taxer les chiens, à 25 francs et les chiennes à 10 francs. De cette manière, les chasseurs au lieu de donner la préférence aux chiens qui ne font pas de portée, la donneront aux chiennes. De plus, car il faut tout prévoir, ordre d'arrêter toute chienne en chaleur dans la rue. Ma communication parvint, mais pour toute réponse j'eus, par voie de journal, cette réponse, qu'un major étudiait la question et qu'on attendait sa solution.

J'étais persuadé seul connaître cette cause de la rage; mais je dus être détrompé. Un jour en bouquinant sur les quais, je tombai sur un passage de Despiney sur la rage, Immédiatement j'achetai toute la collection du Journal, dont je vais transcrire les passages ayant rapport au sujet que nous traitons, à la cause que nous indiquons.

« M. Chantourelle fait un nouveau rapport sur de nou-
« velles observations communiquées par M. Despiney
« médecin à Bourges. On sait que ce médecin a quelques
« idées particulières sur la rage. Il voit en elle l'effet
« plus ou moins éloigné de la privation du coït, et le fait
« dépendre d'une affection du cordon rachidien. D'abord,
« il n'y a que névrose, puis bientôt inflammation, d'où par
« sympathie, excitation des glandes salivaires, du pha-
« rynx, des organes de la déglutition, de la respiration,
« M. Despiney a ouvert trois animaux morts de la rage
« ou pendant la rage, et suivant l'époque à laquelle ils
« sont morts, il a trouvé le pénis et les testicules plus ou
« moins durs et engorgés, et le buble rachidien plus ou

« moins mou, rouge, enfin plus ou moins enflammé. Il « conclut que ces faits confirment sa théorie, et que les « organes génitaux sont plus en rapport avec la moelle « épinière qu'avec le cerveau et le cervelet, quoiqu'en « dise Gall. » (*Journal de médecine* t. III, 1828, page 318.)

CAUSES DE LA RAGE.

M. Despiney pense que la rage peut bien être produite par les passions érotiques, contrariées, exagérées ou dépravées. Il se fonde sur ce que la plupart des hydrophobes, meurent en érection. Ce qui semble confirmer l'opinion de M. Despiney, c'est qu'on a reconnu que ni la faim, ni la soif, ni les aliments de mauvaise qualité, ni la chaleur ne produisent essentiellement la rage.

Dans les pays ou les chiens jouissent d'une grande liberté, les rapports sont faciles, ils peuvent, sans résistance assortir leur lubricité, les besoins sont satisfaits, en même temps qu'ils naissent; l'excitation génitale cesse aussitôt après s'être allumée; par conséquent, les centres qui se lient aux organes génitaux ne reçoivent pas une excitation prolongée et la rage n'est pas produite.

Chez nous, l'esclavage dans lequel les chiens vivent s'opposant à ces rapports voulus pour leur propagation leurs désirs s'en irritent, le priapisme reste presque continuel, pendant quelques jours ; le cervelet partage cette excitation, réagit sur le larynx et les rayons voisins et

(1) Despiney, Journal analytique de médecine, 1828, t. II.

bientôt la rage se produit. (*Journal analytique de médecine*, 1828, t. II, p. 5 et suivantes.)

Voici ce qu'on lit dans le tome IX, 1827, du *Journal analytique de médecine*, qui l'a extrait du *Journal universel des sciences médicales* :

NOUVEAU MÉMOIRE SUR LA RAGE

Par le Dr Félix DESPINEY

OBS. I. — Le 11 nov. 1827, à neuf heures du matin, traversant un des faubourgs de la ville, j'entends tirer deux coups de fusil, et je vois un grand nombre de personnes courir et s'attrouper. Je m'approche ; un chien noir, taille moyenne, dans la force de l'âge, enragé, venait d'être tué. On l'avait traîné dans un fossé. Je l'en fais tirer, il palpitait encore ; le pénis était dans une érection presque complète, une bave écumeuse sortait de la gueule. Je prends mes mesures pour qu'il soit transporté chez un jardinier voisin.

A trois heures du soir, même jour, accompagné de MM. les docteurs Buget, Silvent, et des élèves de l'hôpital, je pratique l'autopsie, et je trouve :

Le pénis dans une érection étonnante ; les testicules tellement gonflés, tellement pleins, que j'avais peine à les inciser, ils roulaient sous mon bistouri ; leur tissu, traversé par quelques artérioles rouges, était d'une blancheur remarquable et d'une résistance comme lardacée.

Les poumons, traversés par des grains de plomb, étaient affaisés, crépitants ; néanmoins, dans quelques endroits, du sang noir était épanché dans les plèvres.

L'estomac, entièrement vide, était tellement contracté, que sa muqueuse, extrêmement ridée, plissée, était partout en contact avec elle-même. Les gros intestins contenaient, çà et là, quelques matières fécales demi-fluides, et beaucoup de mucosités écumeuses. Tout le reste de l'abdomen, péritoine, foie, sont sains ; rate très dure, très petite.

Cerveau peu injecté; les membranes du cervelet et de la moelle épinière présentent, supérieurement, leurs vaisseaux sanguins un peu plus injectés que dans l'état normal. Bulbe rachidien très dur, très ferme, sans changement de couleur, sans altération, plus consistant que le reste du cordon.

Rien de particulier dans le pharynx et dans la bouche; seulement la muqueuse un peu plus rouge dans la glotte.

Réflexions. — Le chien était des environs de la ville; d'après les renseignements que j'ai pris, il paraît qu'il venait d'être saisi de la rage, depuis quelques heures seulement. Il avait été vu la veille errant et agité, de manière à éveiller les inquiétudes. Le lendemain, 11 novembre il mordit différents animaux, et donna des signes non équivoques de rage.

Ainsi les désordres pathologiques n'avaient pas eu le temps de se prononcer. Ils n'existait qu'une *névrose du bulbe rachidien*, et c'est précisément cette irritation nerveuse qui constitue, selon moi, le premier degré de la maladie. Si le chien eût vécu un jour ou deux de plus cette irritation nerveuse serait devenue une véritable inflammation, et selon le laps de temps écoulé, depuis l'invasion rabienne jusqu'à la mort de l'animal, nous aurions trouvé des désordres plus ou moins étendus dans cette portion de l'axe cérébro-spinal.

Obs. II. — Un fermier de St-André me raconta qu'un chien enragé avait parcouru son pays, et mordu plusieurs de ses cochons.

Le 14 novembre 1827, un enfant aperçoit le chien couché sur la paille, dans les cours du domaine; il s'en approche pour le regarder, prend peur et s'enfuit. Au même instant, le chien s'élance sur huit petits cochons qui étaient devant la maison, et les couvre de morsures. Il retourne ensuite se coucher, à quelque distance de la ferme, sur des bruyères desséchées, où il fut tué par un coup de fusil et plusieurs coups de fourche.

Le dimanche, 25 novembre, un des petits cochons âgé de 4 mois, devint enragé. Dans la nuit du 24 au 25, on l'entendit faire beaucoup de bruit; le matin, on le trouva presque sans mouvement, et le fermier le vit périr au milieu de convulsions.

Nécropsie au bout de deux jours. Le pénis était d'une longueur extraordinaire, mais très mince; les corps caverneux se dessinaient fortement sous la peau; ils étaient injecté de sang noir; les testicules n'étaient pas très durs, mais d'un volume remarquable, en raison de l'âge de l'animal; comparés à ceux des quadrupèdes du même âge, ils paraissaient d'une grosseur presque double.

Dans la cavité abdominale, le foie assez gros était violacé, la rate très petite; une légère teinte bleuâtre sur toute la surface des intestins : dans leur intérieur, rien de remarquable, ni dans l'estomac.

Les poumons, rouges dans quelques points de leur partie supérieure, étaient, dans les quatre cinquièmes de leur étendue, gorgés d'un sang très noir; malgré la pression atmosphérique, ils restaient volumineux.

L'oreillette droite du cœur, très grosse, remplie de sang noir, ainsi que le ventricule droit; ventricule gauche, dur, presque vide, oreillette gauche également vide; veines intercostales, veines caves supérieure et inférieure, gorgées de sang noir.

Muqueuse linguale et pharyngienne couvertes de mucosités épaisses et d'une teinte légèrement violacée; glandes salivaires assez volumineuses, entrecoupées de veinules noirâtres; point de pustules sublinguales.

A la tête, la dure-mère, rien de particulier; sinus gorgés de sang noir, circonvolutions cérébrales contournées par des veines pleines et noires, arachnoïde saine; rien dans les ventricules. En soulevant le cerveau latéralement, on voyait tous les sinus de la base du crâne fortement injectés. Quelques artérioles fusiformes, injectées de sang rouge, suivaient les circonvolutions du cerveau.

La dure-mère du canal vertébral saine, blanche, comme dans l'état normal. En l'incisant, on voyait, aussitôt sur le bulbe rachidien, dans l'étendue d'un pouce, l'arachnoïde qui le tapisse, d'une couleur cuivrée (rouge brunâtre). Avec l'extrémité des pinces à dissection, il était facile de lui imprimer des mouvements; elle semblait une portion particulière surajoutée à l'arachnoïde et paraissait formée par une gélatine demi-fluide, d'un rouge brun, épanchée dans l'épaisseur de la séreuse. Quelques points blanchâtres, purulents, étaient disséminés à sa surface.

Cette altération existait sur la partie postérieure de l'arachnoïde du bulbe ; le feuillet arachnoïdien qui lui correspond, en tapissant la face interne de la dure-mère, était très légèrement altéré dans sa couleur. Il paraissait que le contact seul avec la portion décrite avait produit un petit changement de teinte.

L'arachnoïde, à la partie antérieure du bulbe, était altérée de la même manière que la postérieure, mais dans une étendue moins considérable, et avec des caractères moins prononcés ; la portion de séreuse correspondante, c'est-à-dire celle qui est unie à la dure-mère, était légèrement brunâtre. Cet effet pathologique paraissait simplement produit par voie de contact, par imbibition cadavérique.

La pulpe rachidienne, comprise entre les deux portions de l'arachnoïde altérée, était diffluente, sans changement de couleur bien prononcée ; seulement, dans son épaisseur, se trouvaient quelques stries d'un rouge vif.

Au-dessous du bulbe, point d'altération, ni dans l'arachnoïde, ni dans le cordon rachidien lui-même, qui était ferme et blanchâtre.

On voyait, dans le canal vertébral, de grosses veines noirâtres se dessiner dans l'intervalle de chaque vertèbre.

Obs. III. — Je fis enlever, du creux où il avait été jeté, le chien qui avait mordu les cochons : quatre pieds de terre le recouvraient; il semblait qu'il venait seulement d'être tué ; il y avait cependant treize jours ; il ne donnait pas la moindre odeur.

Il avait reçu un coup de feu dans le ventre, un autre avait déchiré la partie antérieure du cou, le phrarynx et la bouche ; des coups de fourche avaient pénétré dans la poitrine. J'examinai toutes ces parties avec attention ; je ne pus découvrir rien de particulier, autre que l'effet des blessures.

Le pénis, disséqué, ôté de la peau, s'échappa dans un état de raideur et de grosseur singulière. Le cadavre n'était pas gelé ; il était souple dans toutes ses articulations. Les testicules très gros, durs, présentaient, après leur incision, un tissu blanchâtre. Les petits canaux spermatiques étaient tellement gonflés et serrés, que les testicules paraissaient n'offrir aucune organisation, mais être formés seulement d'une substance blanche et très consistante.

Cerveau pâle, de même que la dure-mère et l'arachnoïde cérébrale. Cervelet, rien de particulier. Bulbe rachidien en suppuration; en incisant la dure-mère qui l'enveloppe, il s'échappa un fluide d'une couleur un peu grisâtre. L'arachnoïde qui le couvre était en détritus; quelques lambeaux de cette portion de la séreuse flottaient sur le bulbe. Plus bas, immédiatement au-dessous du bulbe, c'est-à-dire un pouce environ au-dessous de la protubérance soulevée, la moelle épinière était blanchâtre, ferme, d'une consistance remarquable et tout à fait saine.

Tous les sinus et les veines spinales étaient vides de sang.

N'oublions pas que, chez ce chien, la mort n'est pas arrivée à la suite de la marche de la maladie, qu'elle a été déterminée par des blessures graves. En effet, les gros vaisseaux de l'abdomen et de la poitrine ouverts avaient laissé écouler une grande quantité de sang, qui se trouvait amassé dans les cavités de l'abdomen et des plèvres; par conséquent, les phénomènes d'asphyxie, de congestion cérébrale, etc., produits par le mécanisme de la mort qui survient dans les derniers instants de la rage, n'ont pu avoir lieu ou, du moins, laisser, après eux, de traces manifestes.

Ce chien était dans les dernières périodes de la rage, ce qui expliquerait l'altération singulière du bulbe rachidien. Depuis l'instant de sa mort, jusqu'à celui où je l'ai ouvert, douze jours s'étaient écoulés. Ce laps de temps a-t-il pu augmenter la fluidité du bulbe ? Ce serait possible; mais rappelons-nous que le cadavre semblait tout frais, que les muscles étaient fermes et rouges, enfin, qu'on n'apercevait, sur lui, aucune trace de putréfaction.

Le siège de la maladie, dans cette observation, n'est pas douteux. Isolé de toutes les altérations pathologiques qu'entraîne nécessairement la rage, quand elle conduit spontanément à la mort, il se prononce avec des caractères si tranchés qu'il est impossible de le méconnaître.

Les autres observations que rapporte l'auteur viennent encore à l'appui de son opinion sur le siège de la rage.

Les différentes autopsies cadavériques, dit l'auteur en terminant, ne semblent pouvoir servir à la démonstration des propositions que j'ai émises sur le siège et la nature de la rage. Il me paraît de plus que, de tous les faits que j'ai cités sur la rage, on peut arriver à déduire une vérité importante, savoir : *que la portion de l'axe cérébro-spinal, qui préside aux fonctions de la génération, se trouve précisément dans le bulbe rachidien.*

Il me reste ici à discuter un point de physiologie et d'anatomie pathologique ou de physiologie pathologique, si l'on veut bien admettre ce mot.

M. Despiney, contrairement à Gall, qui reconnaît le cervelet comme présidant aux phénomènes, aux fonctions génératrices, pense que c'est le bulbe rachidien. Cette question peut être tranchée par la solution de celle-ci : Part-il des nerfs du cervelet ? Non. Donc c'est bien le pulpe rachidien. Maintenant préside-t-il aux fonctions de la génération? Laissons la rage de côté et considérons d'autres maladies où il y a irritation des méninges et de la moelle épinière.

La femme d'un officier de marine, âgée de soixante et quelques années, ayant mené une vie fort recluse, étant fort réservée, eut une congestion cérébrale, puis une véritable attaque d'apoplexie. Immédiatement elle devint nymphomane, provoquant tous les hommes, le mari de sa fille, ses garçons, les médecins. Je fus consulté et je n'hésitai pas à affirmer qu'il y avait lésion des organes cérébraux présidant aux fonctions génératrices, mais qu'en présence des symptômes intenses et inusités de la maladie, je prévoyais la mort à une très courte distance, à 8 jours près. Elle mourut le septième jours, malgré les saignées, la glace, la digitale et les révulsifs.

Obs. II. Un homme athlétique, adonné à l'excès à l'étude, se nourrissant bien, ne faisant usage que de vins exquis, après plusieurs étourdissements fut frappé de paralysie. Un seul côté fut paralysé, puis il jeta un cri formidable et succomba. Un des symptômes les plus frappants, ce fut l'érection de la verge, encore perpendiculaire à l'horizon, trois jours après, le jour de l'enterrement.

Il est d'observation vulgaire que les individus ayant une nuque fort large sont très adonnés à l'amour. De plus on dit de ces hommes : ils sont enragés. Eh bien, c'est le cas, ici, de dire que, dans le dicton du vulgaire, on trouve souvent la vérité.

Voici un article du journal le *Soleil*, publié jeudi 3 février 1881, qui corrobore ce que nous avons dit sur la cause de la rage :

Nous recevons la lettre suivante, que nous nous empressons de publier :

Mantes, le 31 janvier 1881.

Monsieur le Rédacteur en chef,

Comme suite à l'excellent article de Jean de Nivelle, sur la rage, il me semble que la théorie, que je développais dernièrement sur cette question, pourrait intéresser vos lecteurs.

Je partage entièrement l'opinion de Jean de Nivelle, mais je crains bien, en prêchant la vivisection, qu'elle ne s'attire encore les foudres de la Société protectrice des animaux. Le moyen que je propose atteindrait le même but, sans effusion de sang.

Il devrait donc être plus facilement adopté.

Voici ce que j'écrivais, le mois dernier.

Depuis quelque temps, les articles sur la rage sont à la mode. Les uns indiquent des remèdes plus ou moins efficaces, les autres tombent en admiration devant les mesures de la police, sans laquelle la société entière serait dévorée par les chiens. Aucun ne cherche à éviter la rage. C'est cependant le point capital. Mieux vaudrait supprimer deux chiens enragés que d'en abattre mille inoffensifs, comme cela se pratique à la fourrière.

Pour atténuer l'effet de la rage, il faut en rechercher les causes principales, afin de les éviter dans la mesure du possible.

Or tous les auteurs s'accordent à reconnaître que la première cause de la rage, chez les chiens, provient du mode d'accouplement. Ce n'est pas ici la place de développer cette théorie, le fait est constaté. Les rares exceptions que l'on pourrait invoquer ne font que confirmer la règle.

La rage, par inoculation, survient plus souvent aux mâles qu'aux femelles, par ce fait qu'un chien, au début de la maladie, avant d'être arrivé à cette période aiguë, qui lui fait perdre tout discernement, mordra plutôt un chien qu'une chienne, et deux de ces animaux se trouvant, en même temps, à sa portée.

Ces faits sont connus et admis par tout le monde. On peut donc en déduire ce principe que la rage spontanée ou inoculée (1) est beaucoup plus fréquente chez les chiens que chez les chiennes.

Ce principe admis amène forcément à cette conclusion : que, pour diminuer la rage, il faut diminuer le nombre des chiens mâles pour les remplacer par des chiennes.

(1) Il y a la confusion entre la rage spontanée et inoculée. Il faut dire spontanée et inoculée et non rage spontanée ou inoculée. La rage spontanée est celle qui éclate chez le chien naturellement, spontanément, sans qu'il ait été mordu, sans que le virus lui ait été inoculé, par suite de priapisme ; la rage inoculée est au contraire celle qui succède à l'inoculation de virus rabique, un chien ayant été mordu par un autre qui était enragé.

Or il existe, en France, au moins quatre chiens contre une chienne. Chacun trouve plus commode d'avoir un animal ne faisant pas de petits qu'il faut tuer ou donner, chaque année; le chasseur n'a pas l'ennui d'une chienne qui vient de mettre bas, au moment de l'ouverture; ce sont, il est vrai, des inconvénients, mais ces inconvénient ne sont rien auprès de la terrible maladie que l'on veut combattre; et puis, une chienne est plus docile, plus craintive et généralement plus attachée à son maître.

On m'objectera qu'il est difficile de réagir contre une tendance générale et contre les goûts de la majorité du pays.

Cependant l'administration dispose de moyens beaucoup plus énergiques et moins vexatoires que les mesures d'aujourd'hui en vigueur, et dont l'application serait moins onéreuse que l'entretien de la fourrière. C'est l'impôt.

Puisque chaque animal est imposé, rien ne serait plus simple que d'imposer les chiens au double des chiennes et de faire payer, par exemple, douze francs pour un mâle et six francs pour une femelle.

Le contrôle serait facile, puisque l'administration vérifie, déjà, la race des chiens, pour répartir l'impôt suivant qu'ils sont destinés à la chasse, à l'agrément ou à la garde. La mesure aurait au moins l'avantage de rapporter à l'Etat; dès son début, la balance cherchée entre les mâles et les femelles s'établirait d'elle-même.

Les personnes qui ne tiendraient pas à leurs chiens les supprimeraient immédiatement et élèveraient des chiennes pour les remplacer.

En quelques années, le nombre des mâles serait en minorité, et la rage aurait diminué dans les mêmes proportions.

A l'appui de mon dire, j'invoquerai le témoignage des statistiques officielles, établies par la préfecture de la Seine.

Elles ont été citées dans le recueil de médecine vétérinaire le 30 novembre dernier, par M. Leblanc, membre de l'Académie de médecine, dans son intéressant rapport sur la rage, dans le département de la Seine.

Voici les chiffres officiels :

	Cas de rage sur des chiens.	Cas de rage sur des chiennes.
En 1876.	274	32
En 1877.	339	39
En 1878.	440	68
En 1879.	249	34

A peine 14 chiennes enragées contre 100 chiens!

Ces chiffres sont-ils assez concluants et est-il besoin d'analyses anatomiques pour en démontrer l'évidence?

Une seule chose m'étonne, c'est que les résultats de ces statistiques n'aient pas éveillé plus tôt l'attention des législateurs. Une bonne loi de police, basée sur ces données indiscutables, rendrait plus de services à l'humanité que toutes les dissertations sur le virus rabique, qui, jusqu'à ce jour, n'ont jamais abouti à un résultat pratique.

Recevez, Monsieur, l'assurance de ma considération la plus distinguée.

VOITELLIER,
Agriculteur à Mantes.

II

DES MOYENS DE DISTINGUER LA MORT RÉELLE DE LA MORT APPARENTE.

(Prix proposé par le marquis d'Ourches.)

De tous les moyens indiqués jusqu'à ce jour, pour, distinguer la mort réelle de la mort apparente, il n'en est qu'un seul qui ait une valeur absolue par lui-même : c'est l'attente de la décomposition cadavérique. Tous les autres signes, pris isolément, ne permettent que d'établir une présomption ; tous les autres signes pris ensemble, une probabilité, une presque certitude, mais non une certitude complète. Toutefois, parmi ces signes (la cornée transparente ternie, annonçant pour moi un commencement de décomposition), celui qui paraît, sans contredit, avoir le plus de valeur, c'est l'arrêt des pulsations du cœur, constaté, non seulement par la palpation, mais encore par l'auscultation. Mais en admettant, avec tous les physiologistes, qu'une fois que le cœur a cessé de battre, pour une cause ou une autre, il n'y a pas de syncope profonde, mais bien mort réelle, c'est-à-dire que rien ne saurait faire renaître les contractions, rétablir le jeu de l'organe, la circulation, ce

(1) Moins heureux que M. Verne, je n'ai même pu faire accepter ce mémoire, bien que je l'eusse offert à deux reprises et cela dans les délais prescrits.

signe a-t-il la valeur qu'on a voulu lui donner ou, pour mieux dire, établit-il la certitude si désirable ? Evidemment non. Parmi les médecins vérificateurs, ne peut-il pas s'en trouver en grand nombre même, affectés de surdité permanente ou accidentelle, plus ou moins prononcée ? Et parmi ceux doués de l'oreille la plus délicate, qui compteront, sans hésiter, les battements du cœur de l'enfant, dans le sein de sa mère, même quand celui-ci se trouve dans une position désavantageuse à l'auscultation, quel est celui qui oserait affirmer qu'en tous lieux, qu'en toutes circonstances, il distinguera, quelque affaiblis qu'ils puissent être, les battements du cœur d'un moribond ? Sans parler ici d'une erreur fréquente, qui consiste à attribuer au sujet ce qu'on éprouve soi-même, de la confusion que peut faire naître des bruits divers que l'application du stéthoscope à l'oreille, la position de l'auscultant, les pièces dont le sujet est recouvert ou le jeu contractile des organes peut faire naître, je dis que le praticien qui serait servi plus fidèlement par son oreille qu'il est possible de l'être, se trouverait, dans certains milieux, sinon désarmé, mais forcé de convenir que la non perception des bruits du cœur ne lui permettait pas d'affirmer que le sujet qu'il avait sous les yeux avait passé de vie à trépas. Dans ma jeunesse, je possédais une ouïe excessivement fine. Un jour, passant rue du Roule, je fus pris de réquisition, pour donner des secours à de malheureux asphyxiés. Des ouvriers, dans une des rues avoisinantes (rue des Bourdonnais, si ma mémoire est fidèle), venaient d'enfoncer la pioche dans un mur. Ils étaient tombés sur une paroi d'un conduit partant d'une fosse d'aisance, murée, abandonnée depuis longtemps, mais non vidée, Tous étaient tombés asphyxiés. Heureusement pour eux, un jeune homme, déjà en route vers l'établissement où ils prenaient leur déjeuner revint sur ses pas, par impatience, donna l'alarme, se fit descendre dans la pièce de dessous, où gisaient ses camarades ; se faisant chaque fois attacher par une corde, enroulée autour de ses reins. Il en ramena un, puis son oncle et tomba asphyxié, au moment où il venait de détacher la corde, trop courte, pour lui permettre de parcourir toute la pièce. Il fut retiré plus tard, par le troisièmepompier, le premier quiparvintàramener un homme, les autres, malgré leur appareil et le chlorure de chaux, ayant été retirés asphyxiés. Le jeune homme, blanc comme de l'albâtre translucide, ne put être ranimé. Quant à son oncle, ni le chlorure de chaux, ni l'insufflation, ni les pressions sur le thorax, ni les frictions, ni d'autres moyens, employés pendant une heure et demie, ne purent le ranimer et il fut abandonné par les aides, se relayant à tour de rôle, et par mes trois confrères, dont un de la préfecture de police, qui avaient été appelés à donner leur soins. On vint me dire que je m'étais trompé, que cet homme était bien mort. Cependant je m'obstinai à déclarer que la vie ne s'était pas retirée de lui. Et cependant, pour tous les assistants, pour quatre médecins, impossible de saisir un battement de la radiale, de la carotide, de la fémorale, du cœur enfin. Et l'auscultation? Possible, par intervalles, d'une minute au plus, à cause du passage fréquent des voitures, sur un sol pavé. Rien, rien, rien. Aucun de nous ne perçut même un frémissement cardiaque. Et, cependant, il existait, pour moi, un signe indubitable que cet homme était vivant. Affecté d'une maladie du cœur, il avait les pommettes vergetées, et, dans une artériole superficielle, on apercevait le sang artériel, avec sa couleur normale. Les frictions n'avaient fait que confirmer mon diagnostic. La dernière fois que je revins auprès de lui, on me dit, ne plus apercevoir, après les frictions, la moindre trace de rougeur. Le sang de l'artériole avait une teinte beaucoup plus pâle. Je déclarai alors à mes confrères et à M. Pietri, préfet de police (le prédécesseur de M. Boitelle, cet événement ayant eu lieu dans une des années qui séparent 1849 de 1852), accouru sur le lieu du sinistre et qui ne le quitta qu'après le transport du dernier malade à l'Hotel-Dieu), qu'il n'y avait à mon avis, que deux moyens à tenter, ou bien l'électrisation, au moyen d'une aiguille à acupuncture, enfoncée dans le cœur, ou une saignée qui devait être mortelle ou rappeler subitement le malade à la vie. Autorisé par mes confrères, je pratiquai une large saignée (par une large ouverture) et le malade ressuscita, comme par enchantement, parla, demanda à voir son neveu..... A ce sujet, j'ai à consigner une observation fort intéressante, qui mettra à néant tout ce qui a été écrit, répété à satiété sur la cause primordiale de ce genre de mort. Mais, cette question étant étrangère à mon sujet, qu'il me suffise de rappeler que l'auscultation, répétée plus de vingt fois, par quatre médecins n'avait permis de saisir aucun bruit. M. Pietri a fait prendre cette observation par le médecin-adjoint à la préfecture de police, et occupant une place dans les bureaux, comme je m'en aperçus, quand, prenant une clef, il ouvrit un pupitre, pour en tirer le papier nécessaire à notre rapport.

Un seul signe est certain, sans le secours d'aucun autre, il est d'une certitude absolue. Le ventricule gauche, né en premier, a été appelé l'*ultimum moriens*. A sa dernière pulsation, il précipite, aidé de la contractilité des parois artérielles, la dernière goutte de sang artériel dans les veines. Immédiatement après la mort, découvrez une artère : elle sera aplatie, exsangue, tandis que vous trouverez les veines plus pleines et souvent au beau milieu du sang veineux, figé ou non, des colonnes de sang artériel, fibrineux, concret; dans les veines jugulaires, j'ai observé cela des centaines de fois. Il ne s'agit donc que d'exiger des médecins vérificateurs qu'ils découvrent une, deux ou trois artères et, après s'être assurés de leur aplatissement, de leur vacuité, de les couper en travers, ce qui laissera voir deux lumières (lumina), deux orifices béants ne versant pas un atome de sang, mais permettant à la vue de plonger dans deux canaux parfaitement vides. De cette pratique, tout à fait inoffensive, on retirerait deux avantages : celui de posséder jusque dans le plus humble hameau des médecins experts à faire une ligature d'artère sans hésiter, et de donner à la famille l'assurance qu'il n'y a nulle appréhension que l'homme confié à la terre, puisse avoir à subir quelques instants (qui sont des siècles) les angoisses d'un homme enterré vivant. On m'objectera : « Les préjugés des Israélites, contre toute opération sur un cadavre. » Ces préjugés existent plus dans notre imagination et leur égoïsme qu'en réalité. Ceux d'entre nous qui partageront cette horreur de toute opération sur un cadavre la perdront. Je n'ajoute que ceci : depuis 29 ans, j'ai fait subir cette opération à tous ceux qui me furent chers.

Ce 28 février 1874.

A. GRETSCHER DE WANDELBURG.

59, boulevard de Strasbourg. Paris.

III

DU GAZ DANS LE SANG D'UN ASPHYXIÉ RAPPELÉ A LA VIE PAR UNE SAIGNÉE.

L'observation précédente, où il s'agit d'un ouvrier démolisseur rappelé à la vie par une large saignée, m'a permis de trancher une question qui a été, à ma connaissance, soulevée par un seul auteur, dans son journal. Mais quand je cherchai son avis, je ne trouvai rien. Il se demandait simplement si du gaz pouvait exister dans le sang, si sa présence serait compatible avec la vie ? (1)

Or, le doute n'est plus permis aujourd'hui. Je dis que j'ai saigné largement cet individu, car, dans les cas d'asphyxie, il faut saigner largement ou point. La veine était appliquée, bien accolée à la peau, et je les fendis toutes deux d'un coup de sabre, comme on disait de mes saignées. Une large bulle de gaz apparut et persista quelques instants, sans se rompre. Une seconde plus petite lui succéda, mais, avec celle-ci, un filet de sang noir, qui s'écoula lentement le long du bras. Le sang

(1) *Henle* (Anatomie générale, t. I) divise les principes constituants du sang en solides, liquides et gazeux. Mais au paragraphe où il décrit spécialement ces principes, pas un mot sur les corps gazeux. — *A priori*, un gaz quelconque dans le sang ferait l'effet de l'air qui s'introduit à travers les veines largement ouvertes, il entraverait la circulation et sa présence serait incompatible avec la vie.

était visqueux, avait l'air décomposé, il filait lentement comme une gelée un peu liquide de groseilles. J'allais abandonner le malade à son sort, quand je m'aperçus que le sang commençait à couler plus abondamment. Tout à coup, le jet se dessina et inonda les assistants et le plafond. Le malade était sauvé. C'était l'oncle du jeune homme, qui voulait absolument aller à la fosse le chercher. On lui affirma qu'il était bien portant. C'était le fils de sa sœur.

Qu'y a-t-il à ajouter à ce fait? Rien.

Cependant, qu'on me permette de placer ici une considération et un avis qui pourra être utile dans des cas pareils. Des pompiers avaient allumé de vastes réchauds, qu'ils se proposaient de descendre dans la fosse. Je demandai M. Pietri, le préfet, s'il était disposé à sauter en l'air. « Ma foi non ! me dit-il, j'ai fort bien déjeuné et je suis content de mon sort. — Eh bien, lui dis-je, empêchez qu'on ne descende ces feux. En effet, que d'accidents arrivés de la sorte ! Les collégiens ont d'autant plus la rage de fumer que cela leur est défendu. Ils trouvent moyen de fumer en cachette, en allant se promener dans les cours. L'un d'eux jeta une allumette enflammée dans une fosse d'aisance, qui n'avait pas été nettoyée depuis que le gouvernement de 93 s'était emparé du couvent pour en faire une caserne de cavalerie. Immédiatement une explosion formidable se fit entendre et cette partie du bâtiment, heureusement située à l'aile, s'effondra. Chaque année, dans les journaux, on trouve des faits pareils.

Nous avons la simplicité de croire que les réactions chimiques s'opèrent dans notre corps comme dans les vases de nos laboratoires de chimie, de croire aux antidotes, à un médicament qui va à la poursuite du poison, se mélange avec lui, le décompose et le neutralise; ceci est un rève. Mais il n'en est pas de même pour la neutralisation des effets délétères des gaz. Chaque jour vous voyez jeter du chlorure de chaux dans les colonnes vespasiennes.

Or, le véritable antidote du gaz méphitique des fosses d'aisance, c'est certainement le chlore et ses composés. Or, j'avais fait faire réquisition dans tout le quartier et principalement dans les établissements de drogues de la rue des Lombards de quantités immenses de chlorure de chaux que je fis précipiter dans la fosse. Le malheureux dont je parle, l'oncle du jeune homme, en était littéralement couvert ; il en avait sur le visage, dans sa barbe, et sa cotte en était remplie. C'est à cela que j'attribue qu'il ait pu prolonger son existence plus longtemps que les autres et, ce qui me le confirme, c'est que le jeune homme était tombé loin de l'endroit où l'on avait pu en jeter. Il est probable que, voulant fuir l'asphyxie, il marcha à tâtons et s'égara dans un coin, où il fut arrêté par les parois. Ce fut le sentiment de tous les assistants, remarquant que lui seul n'avait aucune trace de chlorure de chaux sur lui. Du reste, sur neuf à douze personnes plus ou moins asphyxiées, nous en perdîmes trois.

IV

DE DEUX CAS DE CHIRURGIE FORT REMARQUABLES. RÈTABLISSEMENT DE LA VUE PAR UN COUP DE FEU. RÉSURRECTION D'UN MOBILE DE LA VENDÉE, DANS MON AMBULANCE DE JOINVILLE-LE-PONT.

Je vais commencer par une première observation.

Un pauvre vigneron avait subi une première attaque de paralysie hémiplégique du côté droit. Deuxième attaque quelques mois après ; hémiplégie du côté gauche. Le côté droit reprend ses fonctions. Troisième attaque. Guérison du côté gauche, paralysie de la partie droite. Il eut jusqu'à sept attaques. Il succomba à la dernière. Je ne sais ce qu'il advint des dernières. Seulement il put se promener jusqu'au jour de sa mort et pousser un tombereau devant lui, ce qui exclut l'idée d'une paralysie générale. Je le vis après la troisième attaque, et c'est de lui et de mon grand-père que je tiens ces détails extraordinaires.

1re *observation.* — A la barricade de Saint-Maur (journées de juin 1848) je fis ramasser par mes infirmiers un pauvre tailleur qui avait reçu une balle au-dessus de l'arcadre sourcillière gauche, sur la paupière. La balle avait pénétré profondément. Je lui donnai un lit à la salle des galeux, hôpital Saint-Louis, service de M. Bazin. Voici ce qu'il me raconta le lendemain. Il était borgne avant le coup de feu, ayant perdu l'usage, non de l'œil actuellement blessé, mais de l'œil droit, par suite d'amaurose. Aussitôt après le coup de feu, il recouvrit l'usage de cet œil. Il guérit de sa blessure et je fus assez heureux pour pouvoir retirer la balle quelques jours après, en plaçant le malade sur le ventre. La balle sortit toute seule, avec du sang corrompu et des débris de cervelle. Mais il resta privé de l'usage de cet œil, du moins tant qu'il resta à l'hôpital. Il fut évacué quelques semaines après, et je ne sais ce qu'il est devenu.

2e *observation*. — On m'apporta à l'ambulance volante de Joinville-le-Pont (guerre de 1870) un malheureux qu'on regardait comme mort. En effet il ne donnait plus signe de vie. Occupé à une opération, je répondis à ceux qui me demandaient la salle des morts, pour l'y déposer, de le placer sur la table d'opération, leur affirmant que cet homme n'était pas mort. En effet, à distance, j'avais distingué sur la pommette droite une artériole ayant conservé sa couleur normale. Frictions par tout le corps et principalement sur le cœur. On désespérait, quand, mon opération finie, je relayai les aides fatigués. D'énergiques frictions sur le cœur et des pressions alternatives sur le thorax le ranimèrent. Je lui fis prendre du vin à la canelle et le fis placer sur un lit. La nuit, je fus fort étonné, pendant que je faisais la ligature de l'acromiale, piquée par un éclat d'os, à un de ses voisins, de voir ce mobile bretonnant, ne connaissant pas un mot de français, se lever et chercher son vase de nuit, dont il y avait absence complète. La veille encore, mes blessés étaient réduits à boire dans des tessons de pots de pommade et de vases de toute sorte. Il se dirigea vers la porte ouverte, guidé par l'air, alla dans la cour, vint se recoucher et s'endormit. Le lendemain, je lui fis administrer du bouillon et des réconfortants. Je le conservai le dernier à mon ambulance. Il s'en alla vers la Mouche au bras de deux amis. Je ne sais s'il a recouvert l'usage de la vue. Une balle avait brisé les deux temporaux, la portion écailleuse. Elle avait tourné dans l'intérieur du crâne, sur la dure-mère, était entrée par un temporal et ressortie par l'autre.

V

RÉSURRECTION D'UN MOBILE NOYÉ. — GUERISON INSTANTANÉE D'UNE CONGESTION CÉRÉBRALE.

Pendant les journées de juin 1848, en franchissant un pont du canal, le pont de Saint-Maur, un de mes infirmiers me fit observer une baïonnette sortant de l'eau et un fusil maintenu encore par la main crispée d'un noyé. Je fis tirer sur la baïonnette. Le bras vint et l'on retira le noyé de l'eau. Les brancards ne suffisant pas aux blessés, j'allais l'abandonner sur la berge, quand je fus frappé par l'élasticité de ses membres et d'un reste de chaleur vitale. Je le fis déshabiller à la hâte et envelopper dans des couvertures chaudes. Il me semblait avoir distingué, à l'auscultation, un bruit du cœur, mais si affaibli, que je doutai. Quoi qu'il en fût, je le fis immédiatement transporter à Saint-Louis et j'ordonnai qu'on le couchât dans un lit chaud. J'allai le rejoindre une heure après. Il était sur son séant, mais il poussait des hurlements, dès qu'il voulait entr'ouvrir les paupières pour voir le monde. Je les ouvris de force et je distinguait une vaste nappe de sang. Tout le blanc de l'œil avait fait place à un tapis sanguin, les muqueuses palpébrales, elles-mêmes étaient gorgées de sang. Le blessé me dit être tombé à l'eau, au moment d'une décharge des insurgés. Il avait été soulevé par-dessus le parapet du pont par la colonne allant au pas de charge, et jeté ainsi la tête la première dans le canal.

Or, le doute n'est pas possible : cette colonne fut lancée un quart d'heure avant le moment où nous repêchâmes le noyé. Il était donc resté un quart-d'heure sous l'eau. Ceci peut paraître impossible à toute personne dépourvue de notions physiologiques suffisantes. Or, l'on sait qu'une syncope, tant qu'elle dure, sauve les noyés de l'asphyxie. C'est ce qui était arrivé dans ce cas et dans le cas d'un chasseur à cheval, chargé par Napoléon Ier de porter vivement à son frère Joseph, qui était encore au Luxembourg, une dépêche lui disant de résister, qu'il arrivait. Son cheval se cabra sur le Pont-Neuf, et cheval et homme disparurent dans la Seine. Le cheval put être repêché, mais l'homme avait disparu. Il fut retrouvé neuf jours après avoir franchi les lignes ennemis pour s'élancer dans la Seine. On retrouva sur lui le sac à dépêche et la dépêche qui eût probablement prévenu la fuite de Joseph et de l'impératrice. Mais un major, qui se trouvait sur le lieu du rassemblement, s'aperçut que ce militaire avait la figure si reposée qu'il douta de sa mort. Le corps n'était ni gonflé, ni flétri. Il fut rappelé à la vie par des moyens énergiques, entre autres par des lavements de fumée de tabac. Il put raconter son aventure.

Il me reste à raconter la guérison instantanée de l'ophthalmie. Le lendemain Jobert de Lamballe ayant pu passer, vint à l'hospice. Je lui racontai ce qui avait rapport a mon mobile. C'est, me dit-il, une forte congestion cérébrale. J'ai connaissance d'un cas pareil me dit-il. Le malade guérit par une forte saignée. Je fis une saignée de 500 grammes. Le malade rouvrit les paupières sans souffrance; il était complètement guéri.

En 1854, j'eus l'occasion d'appliquer ce traitement à un garçon imprimeur d'étiquettes, travaillant chez MM. Belhomme et Bonhomme, rue Montmartre. Il rentrait de déjeuner et voulut pénétrer entre le mur et le volant d'une machine en activité pour regagner sa place. Les ouvriers avaient cette habitude, et jamais il n'y avait eu d'accident. Mais il fut atteint en pleine poitrine par le tampon et jeté à terre, sans mouvement. Quand on voulut le relever, il jeta des cris, il souffrait horriblement dès qu'il entr'ouvrait les paupières. Appelé sur-le-champ, je voulus faire une saignée, on s'y opposa, en prétextant que le malade sortait de déjeuner amplement et même de boire outre mesure. Je persistai, en disant que je répondais de la cure et que la saignée le débarrasserait, mieux que l'émétique, et de l'excès de boissons et du déjeuner. A peine, en effet, le sang coula qu'il vomit abondamment. Je tirai une cuvette de sang, jusqu'à ce que le malade fût guéri et de ses convulsions et de ses douleurs. Je lui offris une voiture pour le reconduire, il refusa ; il refusa tout aide, retourna chez lui, seul, se coucha, et le lendemain il était au travail.

VI

D'UN PRÉJUGÉ SUR LE DANGER DES SAIGNÉES CHEZ UNE PERSONNE VENANT DE MANGER AVANT UNE ATTAQUE D'APOPLEXIE.

Je donnais des soins à une charbonnière de la rue de l'Odéon, pour une fluxion de poitrine. Je l'avais saignée le matin même et je repassais à cinq heures la saigner pour la troisième fois. Elle y consentit d'autant plus volontiers, qu'elle avait éprouvé un grand soulagement des deux premières. Mais je ne sais quel soupçon me traversa l'esprit. Elle m'avait demandé le matin que je l'autorisasse à faire un repas. Je n'avais consenti qu'à un bouillon. Elle m'affirma n'avoir rien pris sans cela; à peine la veine ouverte, elle vomit plus de deux livres de bœuf en persillade. Je n'en continuai pas moins ma saignée. Elle guérit, après quelques potions de kermès.

Un chef de travaux de M. Baltard me fut rapporté évanoui. Il était tombé du haut des frises de l'église qui se trouve vis-à-vis des Halles. Il avait bien déjeuné. Je le saignai. Il ne vomit pas. Le lendemain, bien qu'une fracture longitudinale laissât apercevoir la dure-mère, divisait tout le crâne, il était aux travaux et guérit ainsi.

Un négociant est atteint de congestion cérébrale à son

dîner. Je le saignai, malgré l'opposition des assistants. Il guérit. Il balbutiait avant la saignée et le côté droit était paralysé. Tout cessa comme par enchantement, à la suite de la saignée. Seulement il vomit et rendit beaucoup par le bas.

———

VII

PETITE VEROLE CONFLUENTE ET NOIRE. GUÉRISON.

En 1854, j'ai été appelé par M. l'abbé Pulès, desservant l'église de la Maison-Blanche, auprès d'un marchand de bois de sa commune, atteint de petite vérole.

L'abbé avait été appelé le matin même pour lui administrer l'extrême-onction, et me dit qu'il m'appelait pour un cas désespéré. Je vis le matin même ce malade, atteint d'une petite vérole confluente, au plus haut degré, et de ce qu'on a l'habitude d'appeler la vérole noire. Ce malade était sorti le matin même de son lit et s'était promené dans son hangar et son jardin, n'ayant pour tout habillement que sa chemise. Personne n'osait l'approcher, de crainte de gagner la maladie, jusqu'au matin où, cerné par les assistants et menacé par eux, il dut regagner son lit. Je le trouvai l'esprit parfaitement lucide, bien qu'il eût déliré toute la journée d'avant, et il me raconta parfaitement les péripéties de sa maladie. Ce qui me frappa tout d'abord, ce fut la confluence de la petite vérole. Deux sacs, deux vessies, deux outres, contenant chacune plus d'un litre d'eau, pendaient aux avant-bras. Tout le reste du corps était criblé de boutons en suppuration. Depuis la moitié inférieure des jambes jusqu'à la plante du pied, il n'y avait que des boutons contenant du sang ou noir ou de couleur de gelée de groseilles.

J'ouvris les vessies qui fournirent deux litres de liquide louche, et je recommandai, tant pour calmer la fièvre que pour préserver le malade des cicatrices hideuses que laisse cette maladie, d'ouvrir tous les boutons en suppuration. Mais sa nièce et héritière n'osa s'approcher de lui et quand je revins rien n'avait été fait, si ce n'est qu'on avait fait exécuter l'ordonnance. Au moment où je le vis, on n'avait fait aucune médication, si ce n'est d'administrer de l'hydrochlorate de morphine le soir.

J'avais prescrit une bouteille de limonade de Rogé, l'exposition du malade au milieu d'une salle octogone, les 6 fenêtres et les 6 portes ouvertes, et de la limonade sulfurique à 2 grammes d'acide par litre. Le malade avait évacué et son séjour dans la salle avait dissipé toute fièvre. J'ouvris tous les boutons et le malade guérit sans qu'il restât la moindre trace de sa maladie.

On peut voir dans Tissot que déjà il avait recommandé les évacuants au cinquième jour et la médication prescrite par moi, qui est totalement opposée à nos idées. Mais Tissot fait observer, avec raison, qu'une médication échauffante ne fait qu'augmenter la confluence, la fièvre, les troubles cérébraux. Il condamne surtout l'opium, qui augmente tous ces accidents et principalement l'angine. Il recommande avec instance les purgatifs au cinquième jour, les tempérants, c'est-à-dire des tisanes à l'acide sulfurique et l'exposition à l'air froid. On ne saurait trop recommander cette médication dans des cas de petite vérole confluente et de scarlatine, dans lesquelles le malade ne sue plus et ne peut plus suer. On a réchappé ainsi et même en foule des individus atteints de suette et qui eussent péri si on les eût laissés sous les couvertures dont on les chargeait.

Que de malheureux atteints de scarlatine et qui meurent dans le délire, et qu'on sauverait par des bains tièdes ou mieux des affusions d'eau froide ou dégourdie, pour ne pas trop heurter les préjugés du vulgaire, des parents.

VIII

PARALYSIE DU NERF BRACHIAL. GUÉRISON.

Un chef de gare d'une des stations du Midi, obligé d'attendre sur la voie le passage des trains, par ordre télégraphique, pour empêcher les accidents pouvant survenir, s'endormit profondément, son bras appuyé sur le dossier d'une chaise placée à son côté. Il se réveilla avec le bras paralysé. Sept semaines après il était dans le même état. Il me fut adressé par M. le vicomte de L..., chef de gare, mon ancien client, et par son médecin. Je ne pus que l'assurer d'une prompte guérison, s'il se faisait électriser. Il avait obtenu un congé de quinze jours. Je l'adressai à M. Duchenne, de Boulogne, qui le guérit en deux séances.

A ce sujet, M. Duchenne me dit qu'il avait été consulté par l'enfant de l'héritier du roi de Prusse, de notre Fritz, mais qu'il ne put remédier à une paralysie datant de plusieurs années et due à une pression exercée sur le nerf axillaire par l'accoucheur qui le tira avec son doigt replié et qui ne se douta jamais que c'était lui qui avait déterminé la lésion.

A une autre séance, je vis chez lui un enfant boitant encore d'une jambe et presque guéri d'une paralysie sciatique gagnée par un refroidissement sur une pierre froide. « Il a autre chose, une maladie générale, me dit

M. Duchenne, que je ne connais pas. — Je lui dis à l'oreille : c'est le crétinisme ! ! — C'est cela, me dit-il, vous avez raison. Comment le savez-vous ? — C'est que malheureusement j'en ai vu beaucoup dans le Valais et même en France, en Bourgogne entre autres. »

La princesse aux écoutes, ayant l'oreille plus fine que M. Duchenne, me dit : Ah, je m'en doutais ! Cinq personnes de sa famille sont affectées du mal, son père entre autres. — Elle avait cependant deux autres enfants bien portants.

IX

TIBIA RONGÉ PAR UNE VEINE VARIQUEUSE.

On parle souvent d'os qui disparaissent par pression et résorption devant des anévrysmes. Mais je ne connais pas d'observation relatant l'usure d'un os par une tumeur variqueuse. En voici un exemple :

Un marchand de vins de l'avenue de la Grande-Armée me consulta pour une douleur très vive du tibia qu'il éprouvait depuis la veille. A l'examen, je trouvai les deux jambes énormes et variqueuses. La jambe gauche était le siège de la douleur. En palpant, je trouvai une usure d'un tiers de la partie antérieure du tibia et je ne m'expliquai que cette jambe ne s'était fracturée sous le poids du corps que parce que le malade instinctivement ne s'appuyait que sur la jambe droite, tandis que même pour se lever de son comptoir et tourner à l'entour, il s'appuyait de la main gauche sur une canne.

Bas lacés, puis bas de soie élastiques, puis bas élastiques en fil.

Les jambes se réduisirent et devinrent si grêles que je m'en étonnai.

J'ai toujours vu les bas de fil n'être pas supportés dès qu'il y avait inflammation et j'ordonne toujours des bas de soie, plus volontiers pour commencer des bas de peau de chien lacés, si je puis compter que le bandagiste ne laissera pas de plis.

X

DU DANGER DE SE SERVIR D'INSTRUMENTS DÉFECTUEUX

Une sage-femme de Villeneuve-sur-Yonne me pria de la part de M. Gillet d'examiner son fils, sourd depuis quelques années. — Je trouvai un écoulement purulent de l'oreille gauche, l'absence de la membrane du tympan; en un mot destruction de la caisse interne et de ses osselets par suite d'une affection strumeuse. L'oreille droite paraissait saine, mais il y avait de même surdité complète. J'attribuai la surdité au gonflement des amygdales qui se touchaient si étroitement qu'elles avaient rejeté la luette en avant. Un coryza avait failli amener une suffocation. L'enfant ne comprenait absolument rien de ce qu'on lui disait; mais il était parvenu à saisir les paroles de sa mère, en attachant son regard sur sa bouche et à ses signes. Il ne parlait que par signes, ce qui impatientait la mère qui, oubliant souvent l'infirmité de son fils, le rudoyait. L'opération proposée fut immédiatement acceptée et elle fut faite le lendemain en présence des Drs Esmenard et Gillet, qui avaient manifesté l'intention d'y assister.

M. Esmenard me présenta son amygdalytome qu'il

venait de recevoir. Le mécanisme de cet instrument différait un peu de celui que j'employais et de crainte de me tromper je refusai; du reste, l'habitude que j'ai du mien est pour beaucoup dans la rapidité de l'opération. Bien m'en prit. L'on sait que l'instrument primitif de Fanestock se termine par une fourchette à deux dents. De crainte que l'amygdale, une fois détachée, pût tomber dans le gosier, Charrière père avait songé à modifier la fourchette et, au lieu de laisser les deux pointes, il les remplaça par deux flèches qui, ayant une fois traversé l'amygdale, devaient l'empêcher de pouvoir glisser en arrière dans la gorge.

Je saisis l'amygdale gauche, et je vois les deux piliers, le voile du palais s'engager dans l'anneau. Je dégage vivement l'instrument, me demandant si je n'avais pas traversé, par mégarde, le bord antérieur du pilier postérieur, bien que celui-ci se trouvât à peu près sur le même plan que l'antérieur et que l'amygdale dépassât de deux tiers les piliers. Je piquai une seconde fois l'amygdale et cette fois-ci il était bien certain pour moi et M. Gillet, qui suivait attentivement l'opération, que l'amygdale seule avait été traversée. Mais l'accident se reproduisit. Je dégageai de nouveau l'instrument et je le portai vivement vers l'amygdale droite, qui fut coupée à sa racine et extraite en entier. Mon instrument a-t-il trop de chasse? Quoi qu'il en soit, je n'ai jamais coupé le tiers ou la moitié d'une amygdale, mais toujours j'ai ramené l'amygdale en entier et jamais je n'ai eu d'hémorrhagie. Ceci est une fois arrivé à M. Chassagnac, qui me dit: On dit qu'on n'extirpe jamais les amygdales en entier et que de crainte d'hémorrhagie il ne faut pas le faire. Or, celle-ci est entière et pas d'hémorrhagie tandis que je viens d'avoir la malchance d'hémorrhagies assez fortes en présence d'Anglais, avec mon écraseur. Je lui dis: Toutes les amygdales que j'ai extraites l'ont été en entier et jamais une goutte de sang... Dans le cas actuel j'ajoute que ce fut heureux que l'amygdale fût coupée à son pédicule, car il me fallut employer une force telle que je suis étonné que l'anneau ait résisté et ne se fût cassé. — J'énucléai l'autre amygdale et je l'enlevai à son pédicule avec des ciseaux, ayant saisi l'amygdale avec des pinces de Museux.

Voilà certes un cas rare, car il est rare de voir les muqueuses s'accoler. Je dois dire que l'énucléation avec le doigt fut facile. L'enfant entendit immédiatement. J'avais recommandé qu'après l'opération on ne fît pas de bruit, de crainte que le moindre bruit n'amenât une convulsion. — On ne tint pas compte de ma recommandation et il y eut une légère atteinte d'attaque de nerfs. Le lendemain l'enfant jouait dans la rue. Cet espèce d'imbécile, comme l'appelait sa mère, qui n'avait su apprendre ni à lire ni à écrire, dépassa bientôt les autres élèves, et fit en peu de temps des progrès étonnants. La figure changea complètement et respira l'intelligence, comme l'on m'en fit m'assurer à un autre voyage.

Certes l'accident, que je parvins à prévenir, fût arrivé à Velpeau qui opérait tout ses malades, les enfants même les plus intraitables, sans avoir les amygdales sous les yeux. Faisant maintenir solidement l'enfant par un aide qui maintenait la tête, il approchait l'anneau de l'arcade dentaire, piquait les lèvres pour forcer l'enfant à ouvrir la bouche, puis glissant rapidement son instrument sur la langue, il engageait l'amygdale dans l'anneau et coupait.

XI

AFFECTION CALCULEUSE MÉCONNUE DEPUIS VINGT ANS.

M. Gillet me fit voir une malade alitée depuis vingt ans; elle accusait une vive douleur du sacrum. Celui-ci était entamé. D'après ce qu'elle me dit, je me demandai s'il n'y aurait pas un calcul dans la vessie. Une sonde d'argent introduite tomba entre deux calculs. Amenée à Paris, elle fut opérée par M. Chassagnac, qui extraya les deux pierres. Simpson, l'accoucheur de la reine d'Angleterre, en présence de ce squelette, dit à M. Chassagnac que jamais en Angleterre on n'aurait le courage d'opérer des malades réduits en cet état. La lithotomie fut pratiquée avec l'écraseur et heureusement sans perte d'une goutte de sang. Je vis la malade le lendemain. Elle se portait admirablement et avait pris, avec beaucoup d'appétit deux potages. Mais elle me demanda d'être purgée. Deux jours après elle était morte. M. Chassagnac avait refusé tout laxatif et prescrit des lavements. La malade fort entêtée s'était procuré des pilules drastiques qui amenèrent une superpurgation et la mort.

XII

DESCENTE TARDIVE DE DEUX TESTICULES

Le sieur Charlot, cocher des petites voitures, demeurant boulevard Péreire, m'amena son fils, âgé de 12 ans. Je reconnus immédiatement à sa vue qu'il était atteint d'une hernie étranglée. Il était en résolution complète, dans un état syncopal, la mort sur les lèvres, comme on dit vulgairement. Il n'y avait qu'une demi-heure qu'il se trouvait dans cet état. Il lavait les vitres, le comptoir, la glace de M. Dumiaux, marchand de vin restaurateur de l'avenue de la Grande-Armée, quand il éprouva une douleur subite au bas-ventre, suivie d'une lipothymie. M. Dumiaux le ramassa et lui fit avaler un verre de vin chaud qui fut rejeté immédiatement. Alarmé, il avertit le père, qui me l'amena. Je le renvoyai chez lui, disant que j'allais aller à son secours. Il se trouva mal au bas de l'escalier et le père, n'étant pas assez fort pour le porter jusqu'à chez lui, dut le mettre dans sa voiture.

A l'examen, je trouvai le testicule droit qui venait de franchir l'anneau, mais il avait entraîné une anse intestinale qui se trouvait fortement pincée. — Je parvins à le réduire, non sans faire souffrir le petit patient. Je recommandai simplement le décubitus dorsal; annonçant le retour probable des accidents, j'avais senti l'autre testicule dans le bas du canal inguinal. Je fus appelé en effet le soir même. De même une anse d'intestin avait accompagné le testicule et avait amené les mêmes accidents, mais moins pressés. J'avais ordonné, après la première réduction, des onctions de pommade de belladone et des cataplasmes. Réduction facile. Bandage provisoire remplacé par un bandage inguinal double dont le malade se passa un an après. Plus d'accidents depuis. C'est aujourd'hui un jeune homme fort et vigoureux.

XIII

DES RAVAGES DES OBUS

A l'ambulance de Joinville-le-Pont se présente à moi un artilleur qui avait eu le mollet, tous les múscles de la jambe, du pied littéralement enlevés par des éclats d'obus. Il me pria de l'amputer, avant de l'envoyer sur la mouche. En effet il n'y avait que cela à faire. Toutes ses parties étaient comme disséquées.

Il s'en présenta un autre, presque fou de douleur, qui n'avait pas été touché par des éclats d'obus, mais par des grains de sable qui avaient pénétrés profondément non seulement dans le cuir chevelu, mais dans le crâne. J'eusse regardé ce cas comme surnaturel, si quelque temps après, lors de la Commune, je n'eusse été visité au 81, avenue de la Grande Armée, par des obus qui vinrent briser le toit de zinc au-dessous de mes fenêtres, et, pendant que je me rasais; un troisième qui ne pénétra qu'à demi dans le mur qui me protégeait; un cadre fut soulevé, des parcelles de l'or qui le recouvraient furent jetées au loin avec le plâtre sur lequel était l'or et je trouvai quelques uns des fragments incrustés à 1 centimètre dans le mur, et un à la distance de 10 mètres environ.

Une jeune fille assise sur un tas de sable, avenue de la Grande Armée, fut projetée à plus de 10 mètres par un obus venant se loger dans le sable.

XIV

ASCITE GUÉRIE SPONTANÉMENT

On a attribué l'idée de la paracentèse à des animaux, à des accidents survenant à l'homme, à des perforations occasionnées par des taureaux, etc., ou des corps vulnérants et amenant l'évacuation du liquide, le bien-être, quelquefois la guérison.

Voici un cas de perforation spontanée :

Mlle Dhuméau me fit appeler aux Ternes; elle avait passé sept mois à l'hospice, avec des cataplasmes et avait demandé son *exeat*. Je parvins à ramener le sommeil et l'appétit et j'avais fait fixer au plafond une courroie avec un bois qu'elle tiendrait pour se soulever. Elle demanda la paracentèse, je m'y refusai, attendu que le liquide n'était pas en quantité telle qu'il put gêner la malade. MM. Le Guillou et Bachelet furent de mon avis. Plus tard le liquide augmenta et j'étais décidé à opérer, la malade ayant repris assez de force pour se lever. Mais j'aperçus sur l'ombilic un point translucide et mon pronostic ne fut pas démenti par l'événement ; une perforation se forma et toute l'eau s'écoula peu à peu à travers une ouverture fistuleuse et un trajet allant en serpentant. Elle guérit complètement de son ascite.

XV

ÉCOULEMENT ABONDANT DE LYMPHE PAR UNE BLESSURE

On sait qu'il est fort rare de trouver à analyser la lymphe s'écoulant à travers une blessure ou recueillie sur un être vivant dans une tumeur lymphatique. Voici une occasion qui me fut fournie par un de mes clients.

Le concierge du 79, avenue de la Grande Armée, reçut onze coups de couteaux pendant la Commune, d'un locataire qu'il avait empêché de déménager, alors que la Commune autorisait les déménagements sans paiement. L'assassin guettait la femme et surprit le concierge revenant avec des fioles de la pharmacie, sa femme étant alitée.

Aucune de ces blessures n'était mortelle mais l'une d'elle eût pu amener la mort. Il y avait lésion de l'artère brachiale, au pli du coude. Un élève en médecine, à la tête d'une ambulance dans une maison de sœurs à Neuily, arrêta l'hémorragie avec un spica de la saignée. — Appelé le lendemain, je constatai que le malade n'avait pu dormir de la nuit. Il avait eu le délire, la face était vultueuse. Le bras était démesurément gonflé et noir. — Je défis immédiatement le pansement. Aussitôt jaillit un jet de lymphe de la consistance du blanc d'œuf, filant, jaunâtre, poissant les doigts. Pas d'hémorrhagie, l'artère n'avait été que piquée, mais évidemment le nerf avait subi une section. Je remplaçai le pansement par des dolloires autour des doigts et une bande roulée jusqu'au-dessus de l'articulation huméro-cubitale.

Tout se passa admirablement. Mais le malade perdit l'usage de deux doigts par suite de la section des deux rameaux nerveux. M. Duchenne, de Boulogne, le lui fit pressentir dès la première visite et l'électricité, continuée six semaines, fut impuissante.

XVI

D'UNE HERNIE PAR ÉVENTRATION. GUÉRISON RAPIDE.

Le fils d'un carrossier de Neuilly qui venait en 1871 de tirer au sort, sautait de larges fossés avec ses camarades, quand en franchissant une dernière fois, il tomba sur les genoux en poussant un cri de souffrance. Il avait entendu quelque chose craquer dans le ventre, se déchirer. Il ne put se relever et ses camarades furent obligés de le transporter chez lui. Le médecin ordinaire de la maison fut mandé en toute hâte, car le malade immédiatement présenta tous les signes de la hernie étranglée. Le médecin reconnut fort bien la lésion, mais toutes ses tentatives pour réduire furent inutiles. Alors il administra des pilules drastiques : gomme-gutte, jalap, scammonée. Le lendemain il s'excusa en prétextant un voyage de vingt-quatre heures et en conseillant aux parents de m'appeler. Quant je vis le malade, il sortait d'une profonde syncope; jusqu'à cinq heures du soir, il avait eu des lipothymies, des sueurs abondantes, des vomissements, dont les derniers stercoraux. Je reconnus une entérocèle, l'intestin s'était fait jour à travers une rupture des muscles obliques à un travers de main de l'ombilic. Il me fallut une heure pour réduire cette tumeur qui n'était pas plus grosse qu'une noix. J'y parvins en embrassant le pédicule entre deux doigts de la main gauche et en faisant cheminer les portions d'intestin herniées, portion par portion, le malade étant plié en arc de cercle un matelas soutenant le tronc et un autre relevant les fesses. Toutes rentrèrent avec un fort bruit de gargouillement. J'appliquai la première bande qu'on me présenta; une large bande de carrosse. Une demi-heure après selle abondante. Le lendemain, le malade se leva quelques mois après, il était incorporé et le chirurgien du régiment ne put plus reconnaître signe de hernie, comme il l'affirma dans un rapport à M. Péan, auquel il fut facile de rétablir les faits.

XVII

D'UNE GROSSESSE APRÈS UNE LONGUE ABSENCE PRÉSUMÉE DES RÈGLES.

Mme J..., âgée de 45 ans, me fit appeler à la demande de M. Cloquet pour lui faire une saignée. Fort obèse, elle était prise d'étourdissements, de vertiges tels qu'elle ne pouvait plus se rendre d'une pièce à une autre. Or elle était fort obèse et je ne pus faire la ligature du bras avec une bande de saignée ordinaire. Je distinguai la rénitence de la veine céphalique médiane et je fis une large ouverture avec une lancette à grain d'orge, qu'il fallut enfoncer à travers une couche graisseuse d'un demi-centimètre. La même année, six mois après, elle fut reprise des mêmes symptômes et me consulta au moment où je descendais les escaliers. Elle ressentait des symptômes de grossesse. Le lendemain je constatai une grossesse de trois mois et elle accoucha à terme, d'une fille bien portante. J'avais été obligé de la saigner, mais avec plus de difficulté; comme dans d'autres cas, je dus préalablement fendre la couche graisseuse, jusqu'à la veine, avec un bistouri.

Cette dame avait perdu ses règles à 36 ans, ou si je m'en crois était sujette depuis cette époque non à une aménorrhée, mais à une dysménorrhée, la fonction s'accomplissant, à son insu tous les mois.

XVIII

D'UNE CAUSE PEU CONNUE DE STÉRILITÉ

Mme la comtesse de V..., âgée de 29 ans, me consulte la veille de son départ pour l'Italie d'où elle ne devait pas revenir, pour une stérilité datant de l'âge de 16 ans; son mari avait eu plusieurs enfants avant le mariage. Elle, elle avait eu, lors de la formation, de fréquentes attaques de catalepsie, dont rien ne pouvait la tirer que les sons d'un orgue de Barbarie. Elle avait reçue les soins de MM. Jules et Hyppolite Cloquet. Au toucher je ne trouvai rien d'anormal; col virginal. Mais à l'examen du spéculum je vis couler du col une matière blanchâtre, épaisse, crayeuse, gypteuse et avec un stylet, introduit dans le museau de tanche, je parvins à retirer environ 1/4 de cuillerée à café de cette substance. Des injections d'eau tiède furent faites à travers le col. Les premières ressortirent blanches; les autres naturelles. Cette dame n'est jamais devenue enceinte, mais elle devint aussi obèse que sa mère, ce dont je pus m'assurer d'après une photographie qu'elle m'envoya.

XIX

D'UNE MORT SUBITE

Un sergent de ville venait de se marier. Il amena sa femme dans un restaurant de la rue des Ciseaux, situé vis-à-vis une blanchisserie, où il avait entretenu, avant le mariage, des relations avec deux sœurs. Celles-ci en voyant la mariée se moquèrent d'elle et lui firent des pieds de nez. La jeune femme se leva, retomba, était morte. Elle avait ses règles. En la touchant, nous nous assurâmes, M. Gauthier de Glaubry et moi, que notre doigt sortait sans trace de sang. Elle était morte avant de tomber, ce qui prouvait l'absence d'ecchymoses sur les fesses et la partie postérieure du tronc.

TABLE DES MATIÈRES

Paris. — Typographie de A. Parent, Davy successeur.
rue Monsieur-le-Prince, 29-31.

DU MÊME AUTEUR

I. Origine de Rome. Histoire des Romains [illegible] ples de l'Italie ancienne, de l'an 1500 avant Jésus-[illegible] jusqu'à l'entrée de Pyrrhus en Italie.

Histoire expurgée des mensonges, des inventions [illegible] cules de Tite Live, de Denys d'Halicarnasse, de [illegible] que, de Dioclèse de Péparèthe, de Fabius Pictor, de [illegible] l'ancien.

De Homère. De la non-existence d'un poète du nom de Homère, signification du nom Homère, l'auteur pré-sumé de l'Iliade et de l'Odissée. [illegible] Siècle dans lequel ils furent composés.

II. Origine des nations basée sur des [illegible] tiques nombreux, de toute provenance, [illegible] au moindre doute.

On souscrit dès à présent à ce dernier ouvrage, qui sera publié [illegible] livraisons chez MM. J.-B. BAILLIERE et fils rue Hautefeuille, 19.

Paris. — A. Parent, imprimeur de la Faculté de médecine, rue Monsieur-le-Prince, [illegible]
A. Davy, successeur.

www.ingramcontent.com/pod-product-compliance
Ingram Content Group UK Ltd.
Pitfield, Milton Keynes, MK11 3LW, UK
UKHW020255220726
13923UKWH00002B/928

9 782329 070278